CONTRIBUTION

A L'ÉTIOLOGIE

DU GOITRE ET DU CRÉTINISME

PAR

Le Dr A. BARON

Médecin-consultant aux eaux d'Allevard (Isère), membre correspondant de la Société d'hydrologie médicale de Paris, de la Société impériale de médecine de Lyon, de la Société de médecine de Grenoble.

Ire PARTIE.

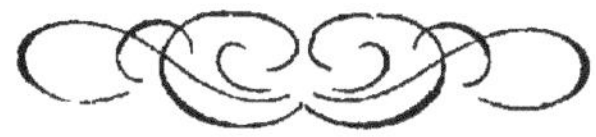

GRENOBLE

TYPOGRAPHIE ET LITHOGRAPHIE F. ALLIER PÈRE & FILS

GRANDE-RUE, 8.

1867

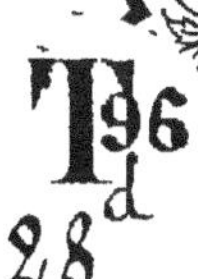

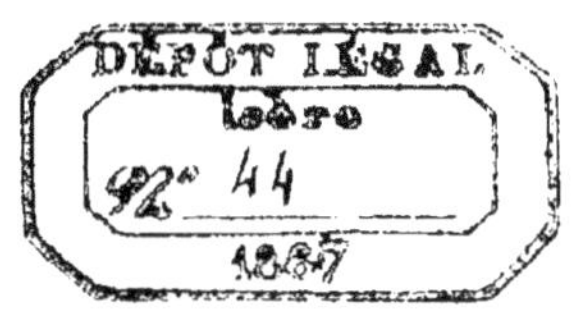

CONTRIBUTION

A L'ÉTIOLOGIE

DU GOITRE ET DU CRÉTINISME

PAR

Le Dr A. BARON

Médecin-consultant aux eaux d'Allevard (Isère), membre correspondant de la Société d'hydrologie médicale de Paris, de la Société impériale de médecine de Lyon, de la Société de médecine de Grenoble.

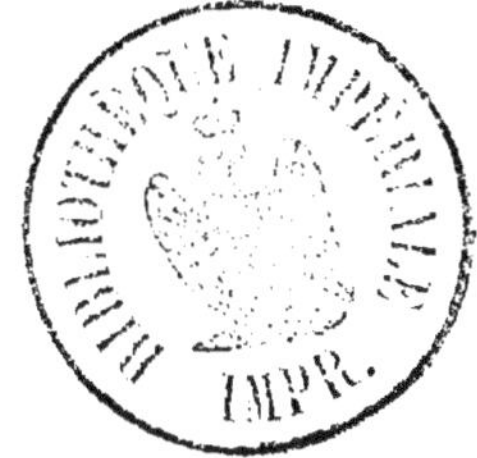

Ire PARTIE.

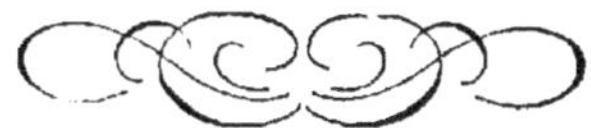

GRENOBLE

TYPOGRAPHIE ET LITHOGRAPHIE F. ALLIER PÈRE & FILS
GRANDE-RUE, 8.

1867

CONTRIBUTION

A L'ÉTIOLOGIE

DU GOITRE ET DU CRÉTINISME

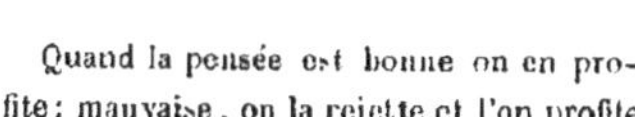

> Quand la pensée est bonne on en profite; mauvaise, on la rejette et l'on profite encore.
>
> (Paul-Louis COURRIER.)

On a beaucoup dit et beaucoup écrit sur le goitre et le crétinisme depuis le commencement de ce siècle; les auteurs français, allemands et italiens, les discussions au sein des Académies et des Congrès scientifiques, ont brillamment éclairé toutes les parties de l'histoire de cette maladie, hormis une seule, l'étiologie, qui est encore un point en litige. Je me propose d'aborder ce dernier sujet, mais serai-je plus heureux que mes distingués devanciers? Le public médical, auquel je m'adresse, saura le décider.

Je dois l'avouer, il m'a fallu un certain courage pour persister dans mes recherches en face de cette assertion de M. Lombard, de Genève : que « l'on peut désormais considérer la pensée de trouver une cause unique et spécifique pour les deux degrés du même mal (le goître et le crétinisme), comme la recherche de la pierre philosophale ou du mouvement perpétuel (1). » Mais j'ai été soutenu par ces nobles paroles que prononçait M. Lachenal au récent congrès de Chambéry : « Il y a là (étiologie du goître et crétinisme), comme je l'ai dit, une cause inconnue. Je ne chercherai pas à la définir, ce serait aller plus loin que nous le permettent nos connaissances physiologiques actuelles; c'est à la jeune génération de savants médecins qui s'avance qu'il appartiendra de soulever le voile qui couvre ce mystère. Je fais appel à la philanthropie qui les anime et je les engage à diriger leurs observations les plus sérieuses sur une infirmité si désolante pour l'humanité en général, et qui ouvre un si vaste champ à leur ardeur de savoir.» (Congrès de Chambéry, 1863.)

Quoi qu'il en soit, je m'inspire de la belle pensée qui sert d'épigraphe à ce travail, et j'aurai la conscience, si la théorie que je professe a le même sort que ses devancières, d'avoir à mon tour contribué à déblayer le terrain pour ceux, plus heureux, qui viendront après moi.

Il est entendu que je me propose, dans cet écrit, de faire spécialement de la question étiologique du goître et du crétinisme le sujet de cette étude. Mais je

---

(1) Lombard, de Genève, les *Climats de montagnes*.

CONTRIBUTION

A L'ÉTIOLOGIE

DU GOITRE ET DU CRÉTINISME

ne m'interdis pas les incursions sur les autres points de la matière ; tant il est vrai que toutes les parties d'un sujet se tiennent et qu'il n'est pas permis d'en laisser une seule dans l'ombre sans nuire à l'harmonie de l'ensemble.

Je me propose de diviser mon travail en cinq parties, qui me paraissent embrasser tous les détails importants de la matière. Ils formeront autant de chapitres. Les voici :

1° Il existe une relation étroite entre la présence du goître et crétinisme et celle des alluvions anciennes et modernes ;

2° Dans ces terrains s'opèrent ou se sont opérés des phénomènes de décomposition organique propres à la production d'un miasme particulier ;

3° Le miasme spécial qui donne lieu au goître et crétinisme réside dans

L'air ambiant,
Les eaux potables,
Les murs des habitations ;

4° Outre la cause spécifique, il existe des causes secondaires, prédisposantes, de goître et crétinisme ;

5° Cette manière d'envisager l'agent producteur du goître et crétinisme est la seule qui satisfasse l'esprit, quel que soit le point de l'histoire de la maladie que l'on envisage.

CHAPITRE Ier.

Il existe une relation étroite entre la présence des alluvions anciennes et modernes et celle du goître et du crétinisme.

Dans sa séance du 17 octobre 1865, l'Académie de médecine entendait un travail de M. Magne, sur les rapports qui existent entre la composition des terrains et le développement des fièvres typhoïdes épidémiques. Lors de la discussion qui eut lieu en 1864 à la même Académie, sur la pustule maligne, M. Magne, dans une dissertation très intéressante, avait déjà émis et développé cette opinion que les affections charbonneuses ne se développent qu'exceptionnellement dans les pays qui reposent sur les terrains primitifs et les terrains de transition, et que c'est exclusivement sur les formations géologiques postérieures aux premiers terrains secondaires qu'on les observe sous forme épizootique et quelquefois épidémique.

C'est ce même point de vue qu'il a appliqué dans ce nouveau travail à l'étude des épidémies de fièvre typhoïde. Compulsant d'une part les rapports faits à l'Académie sur les épidémies de fièvre typhoïde et rapprochant les résultats de ce dépouillement de ses observations personnelles et de la détermination de la nature des terrains dans les contrées où ces épidémies ont été observées, il est arrivé à cette conclusion que ces épidémies règnent surtout dans les pays dont le sol est constitué par des terrains modernes ou de nouvelle formation.

Ce point d'épidémiologie se rattache à une question beaucoup plus générale, celle de l'influence des sols considérés comme cause spéciale de certaines maladies.

J'avais commencé depuis quelque temps mes recherches sur l'étiologie du goître et crétinisme, quand j'eus connaissance de la note de M. Magne; cette conformité d'idées sur l'influence possible de la composition du sol dans la genèse des maladies, m'encouragea à poursuivre mes études dans ce sens.

Peu de temps après j'eus occasion de lire l'ouvrage de M. Trémaux, sur l'*Origine et la transformation de l'homme et des autres êtres*. Cette production, d'un esprit distingué vint m'apporter un nouvel appui scientifique. M. Trémaux cherche à établir que la perfection des êtres est ou devient proportionnelle au degré d'élaboration du sol sur lequel ils vivent; et le sol est en général d'autant plus élaboré qu'il appartient à une formation géologique plus récente. L'habitat de prédilection du crétinisme sur les terrains primitifs n'échappe pas à l'auteur. Or, cette dégénérescence étant pour lui moins une maladie qu'un degré d'imperfection humaine qui rapproche le crétin de certaines espèces animales

supérieures, la loi qu'il prétend établir se trouve sur ce point justifiée.

Le livre de M. Trémaux est un ouvrage d'histoire naturelle, non de médecine, je n'ai donc pas à en faire la critique; j'en prends ce qui se rattache à mon sujet, et il reste acquis à ma cause le fait spécial que, pour M. Trémaux, la cause du crétinisme réside dans l'habitation sur les terrains primitifs. C'est une application de la loi posée par M. Magne, que la composition du sol est une condition capitale dans l'étiologie des maladies endémiques et épidémiques.

Déjà deux princes de l'église, Mgrs Billiet, de Chambéry, et Rendu, d'Annecy, qui ne dédaignent pas d'être des savants, avaient remarqué l'importance des conditions géologiques dans le développement du crétinisme. Mgr Billiet avait constaté que parmi les cent quarante paroisses qui reposent sur le calcaire crétacé ou jurassique, sept seulement présentaient des traces de crétinisme; encore ces communes se trouvaient-elles sur un terrain *formé des détritus des Alpes* et sur une molasse argileuse. De son côté Mgr Rendu, dans une note communiquée à la Commission sarde, observait que le crétinisme est seulement endémique dans les vallées où les rivières et torrents charrient des détritus schisteux et en les déposant sur le bas-fond, forment ainsi la couche végétale. Les docteurs Garbiglietti et Ferraris sont de la même opinion, le dernier surtout, qui a publié divers ouvrages sur les crétins de la vallée de la Varaita et des plaines de Lagnasco, de Scarnafiggi, de Monasterolo et de celles qui s'étendent entre la Varaita et la rive droite du Pô.

Je me fais fort de ces précédents pour qu'il paraisse moins étrange que j'accorde à mon tour la plus grande importance à la nature du terrain sur lequel vivent les goîtreux et les crétins. Seulement je me propose d'être moins exclusif que les auteurs que je viens d'indiquer. Je crois que le goître et le crétinisme siégent de préférence sur les alluvions formées de détritus de provenance primitive ou jurassique ancienne, et que ce n'est que par exception qu'ils se rencontrent sur les alluvions formées par des éléments de roches modernes.

Afin de joindre l'exemple au précepte, je me propose de jeter un coup-d'œil sur les principaux dépôts d'alluvions anciennes et modernes du Dauphiné ; il sera alors facile au lecteur de constater que les pays qui reposent sur ce genre de terrain sont précisément ceux où règne avec le plus d'intensité la fatale endémie.

Je dois déclarer que les données géologiques que je vais présenter sont extraites presque textuellement du magnifique ouvrage de M. Lory (*Description géologique du Dauphiné*), et que c'est au savant professeur qu'appartient l'honneur de cette remarquable description.

ALLUVIONS ANCIENNES ET MODERNES DU DAUPHINÉ.

Le sol dans les montagnes du Dauphiné est différemment formé suivant qu'on l'envisage sur les pentes ou dans les vallées. Dans le premier cas, le sol est le produit de la dégradation, de la décomposition lente du terrain sous-jacent; dans le second, la terre végétale bien plus épaisse, est formée de dépôts d'alluvions, accumulés soit par des rivières qui les parcourent encore, soit par des cours d'eau qui n'existent plus, mais dont on peut retrouver les bassins en suivant de proche en proche leurs alluvions anciennes antérieures à toutes les époques historiques.

Les terres formées aux dépens des roches sous-jacentes dominent dans les parties hautes de l'Isère et des Hautes-Alpes. Les roches granitiques et toutes les roches schisteuses des terrains critallisés dits primitifs sont formées de silicates peu altérables, elles se désagrègent en petite quantité par fragments plus ou moins gros, qui n'éprouvent que des décompositions chimiques très lentes. Aussi ces roches ne produisent, sur place, que des sols extrêmement pauvres et infertiles. Encore ces terrains, qui occupent les parties les plus déclives des montagnes et le haut des vallées où la pente générale est forte, sont-ils sujets à être ravagés par les eaux et emportés par les crues subites des torrents au profit des parties plus basses où ils sont déposés. Comme spécimen de ces terrains ingrats, je cite la partie haute de Lavaldens, la vallée de Valsenestre, le Désert en Valjouffrey, le fond du Valgodemar, etc., dont l'aspect aride et la maigreur de végétation contrastent avec l'aspect des vallées inférieures.

Les sols de transport comprennent tous les sols d'alluvion qui remplissent les fonds de nos vallées et qui sont partout les terres les plus recherchées. Les alluvions sont en général d'autant plus fertiles qu'elles réunissent les éléments de roches plus variées et amenées à un état de plus grande division. Les rivières alpines, alimentées par des glaciers, charrient toujours une grande quantité de limon fin qui résulte de la lévigation des boues glacières; ces limons forment en général des terres d'excellente qualité : telles sont les terres si fertiles du Bourg-d'Oisans, du Valgodemar, de la Vallouise, de la vallée de la Guisanne, du Valbonnais. Les alluvions de l'Isère, qui font de la vallée du Graisivaudan un des plus riches districts agricoles de France, sont aussi formées, en majeure partie, des sables fins et des limons broyés par les nombreux glaciers de la Tarentaise et de la Maurienne, et dans lesquels se trouvent réunis les débris de tous les terrains des chaînes centrales et des chaînes intérieures.

On peut assimiler aux sols de transport moderne ceux qui résultent de délaissés d'anciens torrents dont le cours a été changé ou qui se sont éteints.

La vallée de Vaulnaveys et son prolongement, la petite plaine de Vizille, qui servaient autrefois de lit

à la Romanche, alors que cette rivière s'écoulait à l'Isère par la vallée de Gières, sont recouvertes aujourd'hui d'une couche végétale fort riche. La nouvelle route qu'a prise la Romanche par le passage de l'Étroit, a mis à sec ces vallées, qui se recouvrent tous les ans, depuis, de magnifiques moissons (1).

Les petites vallées de Vif, de Varces, de Saint-Paul et de Claix ont été envahies par les eaux du Drac. A cette époque, l'Isère et son affluent, le Drac, s'écoulaient au Rhône par la vallée du Bourget; il en résultait la formation d'un immense lac qui recouvrait la plaine de Grenoble, le Graisivaudan et les vallées peu élevées qui aboutissent au bassin. Quand, par suite de la rupture du barrage de Moirans, le cours de l'Isère a changé de direction pour se porter sur Valence, par la vallée de Saint-Marcellin, le lac dont nous parlons s'est écoulé, laissant à sa place un riche résidu limoneux dont l'agriculture s'est emparée à grands profits.

Il existe dans les Alpes une infinité d'alluvions qui résultent de l'existence de torrents éteints. M. Scipion Gras rapporte que nulle part, peut-être, les torrents éteints ne sont aussi nombreux que sur la rive gauche de l'Isère entre Grenoble et Pontcharra; sur cette distance de quarante kilomètres, on rencontre plus de vingt cours d'eau torrentiels, débouchant par des

---

(1) Mémoire sur les eaux minérales d'Uriage, par M. le Dr Bernard, au *Bulletin de la Société de statistique de l'Isère*, tome II, pages 344-345.

gorges étroites, qu'ils ont creusées dans les calcaires schisteux du lias, et tous coulent sur d'anciens cônes de déjection bien caractérisés dont quelques-uns ont jusqu'à deux kilomètres de diamètre. Toute la surface de ces monticules est cultivée, les ruisseaux sont en général bien encaissés et ne roulent plus que peu ou point de graviers. Les villages de Goncelin, Tencin, Brignoud, Lancey, Domène et plusieurs autres, sont bâtis sur ces anciens lits de déjection. Dans les Hautes-Alpes, parmi les innombrables torrents éteints, on peut citer ceux dont les lits de déjection portent les villages de Savines, de Saint-Martin-de-Queyrières, de Saint-Chaffrey, de Névache et une foule d'autres.

L'extinction des phénomènes torrentiels, comme l'a démontré M. Surrell, est intimement liée à l'établissement de la végétation sur les pentes qui forment le bassin de réception ; elle commence, persiste et cesse avec cette végétation même. C'est au déboisement général, et à l'abus des pâturages qu'il faut attribuer la recrudescence récente des effets torrentiels; c'est à l'épaisse végétation forestière qui couvrait encore les Alpes à l'époque gallo-romaine que correspond la période d'extinction. Enfin, l'immense étendue des phénomènes qui avaient produit les anciens lits de déjection indique nécessairement, comme l'a fait observer M. Gras, une époque où les Alpes étaient généralement dépourvues du manteau préservateur de la végétation. Or, c'est ce qui a dû être à l'époque de la retraite des anciens glaciers qui avaient encombré toutes nos grandes vallées.

Aujourd'hui la végétation forestière a pris possession des bassins de réception et en fixe le sol superficiel, les lits de déjection ne recevant plus de nouveaux graviers, sont revêtus d'une couche épaisse de terre cultivable; les torrents eux-mêmes, devenus des ruisseaux limpides, permanents, sont une source de prospérité pour le pays en alimentant des canaux d'arrosage ou servant de force motrice à des usines; et ces avantages ont souvent déterminé l'emplacement de villages populeux, de bourgs considérables, bâtis sur d'anciens cônes de déjection.

Il est un autre genre de terrain de transport, plus ancien que le précédent, qui mérite d'entrer en ligne de compte dans l'étiologie du goître et crétinisme, je veux parler des alluvions anciennes.

Les vallées parcourues aujourd'hui par les rivières, à l'intérieur des Alpes, présentent généralement des alternatives d'évasement et de rétrécissement, des bassins successifs communiquant entre eux par des gorges étroites. Cette configuration, si bien décrite depuis longtemps par de Saussure, indique que ces vallées consistaient primitivement en des séries de lacs étagés, se déversant les uns dans les autres par des cataractes, qui ont creusé ou élargi progressivement les gorges par lesquelles les eaux s'écoulent aujourd'hui avec une pente à peu près uniforme. Cette configuration est très apparente pour les vallées du Périer, de Valjouffrey et de Valbonnais, qui communiquent aujourd'hui par les défilés de la Roche et d'Entraigues, mais qui, à part ces scissures d'érosion, forment des sortes de coupes indépendantes, entourrées chacune des crêtes élevées qui leur forment parois.

On reconnaît ces anciens bassins, et, en général, les anciens lits des rivières Alpines, par les nappes de cailloux roulés, de sables ou de limons dont ils ont été remplis et qui présentent toujours la disposition en couches plus ou moins nettes, mais peu continues, caractéristique des dépôts formés par des rivières plus ou moins rapides. La dénomination d'alluvions anciennes est la plus naturelle et la plus convenable que l'on puisse adopter pour désigner ces dépôts, sans impliquer, toutefois, une détermination précise de l'époque de leur formation.

Dans la région des montagnes, les anciens bassins ont été remplis, quelquefois sur plusieurs centaines de mètres d'épaisseur, par ces nappes de graviers et de cailloux roulés : les barrages ont été corrodés ou détruits plus ou moins complétement, suivant le degré de résistance des roches dont ils étaient formés. Les rivières actuelles coulent dans des lits plus étroits, à pente continue, creusés, tantôt dans les alluvions anciennes, tantôt dans les roches en place qui les supportent ou qui séparent les anciens bassins successifs. Les alluvions anciennes forment, des deux côtés des rivières actuelles, des terrains qui les dominent souvent de plusieurs centaines de mètres, et dont la structure est mise à découvert dans des berges escarpées, entourées par de nombreux ravins.

De même que les dépôts d'alluvions actuels, les alluvions anciennes sont généralement meubles. Les matériaux sont toujours triés et séparés par la lévigation résultant du mouvement des eaux. Dans les nappes caillouteuses qui forment ordinairement la plus grande partie du dépôt, les cailloux sont roulés, arrondis comme ceux des rivières actuelles, et les interstices de ces cailloux ne sont remplis que d'une manière très lâche, par du gravier ou un sable fin; les sables fins et limoneux forment des lits ou des amas spéciaux déposés dans des remous ou à des époques de calme et de basses eaux.

La vallée du Drac est, dans les Alpes dauphinoises, une de celles qui offrent le plus beau développement d'alluvions anciennes, la plus grande accumulation de ces nappes caillouteuses a eu lieu à partir de la jonction des vallées du Champsaur et du Valgodemar jusqu'aux gorges de Cognet; le bourg de Corps, les villages d'Aspres, Ambel, la Croix-de-la-Pigne, Quet, Cordéac, une partie des hameaux du Beaumont, sont bâtis sur ces alluvions. En aval de Cognet, les dépôts sont moins nombreux et moins épais; on en remarque cependant à Cognet, à Saint-Arey et jusqu'auprès de Marcieu. On retrouve plusieurs lambeaux d'alluvions anciennes au-dessus du château de la Motte, en-dessous de Monteynard, à Saint-Georges-de-Commiers, à la Cluse-et-Pâquier, aux Chabottes de Vif; enfin une terrasse assez étendue a été formée au sud de Vif, par des cailloux roulés provenant de la vallée de la Gresse et de la vallée du Drac.

La plaine de Grenoble, du Pont-de-Claix à Grenoble, est un vaste bassin d'érosion, creusé dans les assises inférieures de l'étage oxfordien et dans les assises supérieures du lias, par les efforts réunis du

Drac et de ses affluents. Après avoir été creusé plus profondément que le niveau de la plaine actuelle, ce bassin a été rempli par un grand dépôt de graviers et de cailloux roulés, dont il reste encore un lambeau considérable dans la partie sud-est : c'est la terrasse d'alluvions anciennes qui porte les villages de Jarrie, Champagnier, Échirolles, Bresson, Eybens, les Angonnes, Poisat, et s'étend jusqu'auprès de Brié, d'Herbeys et de Saint-Martin-d'Hères. Ce terrain forme un plateau bien marqué, dominant la plaine actuelle de plus de deux cents mètres, à une altitude absolue de plus de quatre cent quarante mètres.

Des vallées secondaires de la principale vallée du Drac, possèdent également des nappes plus ou moins considérables d'alluvions anciennes; citons, dans la vallée de la Roisonne, Auris, les Éverras, la Valette, Roison; et dans le bassin de la Bonne, Malbuisson, Siévoz, le Crozet et Ponsonnas.

Les alluvions anciennes de la vallée de l'Isère sont moins considérables que celles de la vallée du Drac. Les érosions qui ont eu lieu depuis leur dépôt n'en ont laissé subsister que deux lambeaux, entre Grenoble et la limite de la Savoie. L'un de ces lambeaux forme le coteau de Saint-Nazaire, entièrement composé de couches horizontales de sables et de graviers, qui s'élèvent jusqu'à l'altitude absolue de trois cent soixante-onze mètres, environ cent cinquante mètres au-dessus de l'Isère. L'autre lambeau, beaucoup plus important, s'étend depuis Sainte-Marie-d'Alloix jusqu'à Chapareillan, il s'élève à quatre cent quarante-huit mètres à la Flachère, et à cinq cents mètres au moins entre Chapareillan et Bellecombe. La nouvelle route traverse ces alluvions anciennes depuis le pont de la Gâche jusqu'à Chapareillan.

Divers petits dépôts d'alluvions anciennes, probablement contemporains de ceux de la vallée principale, se rencontrent dans la vallée d'Allevard, surtout en aval du bourg, dans la vallée d'Uriage, particulièrement au-dessous du château, tout contre l'établissement thermal; et l'on trouve des cailloux roulés alpins qui en indiquent des vestiges sur une foule d'autres points.

La vallée de la Durance présente aussi d'importants dépôts d'alluvions anciennes. Cette vallée est une de celles qui ont le mieux conservé des traces d'une configuration primitive consistant en une série de bassins étagés qui communiquaient ensemble par des cascades à travers des gorges étroites. Depuis le Mont-Genèvre jusqu'à la sortie des Hautes-Alpes, on peut distinguer, comme l'a indiqué M. Surrell, cinq de ces anciens bassins. Parmi les terrasses d'alluvions anciennes on doit citer particulièrement celle de Mont-Dauphin et celle qui porte la ville d'Embrun. Plus loin, après les gorges où la rivière est resserrée depuis Savines, jusqu'au confluent de l'Ubaye, on trouve plusieurs lambeaux de terrasses caillouteuses sur les deux rives. Mais la principale accumulation s'est produite entre le Monestier-Allemont et Sisteron où elles ont rempli un bassin de vingt kilomètres de long sur quatre de largeur moyenne, avec une puissance comparable à celle des alluvions anciennes du Drac, aux environs de Corps.

Pour étudier complétement les alluvions anciennes du Dauphiné, nous devrions les poursuivre dans les plaines du bas Dauphiné et du Lyonnais, mais cette étude serait inutile au point de vue du sujet qui nous occupe; car, comme l'a fait judicieusement observer M. G. de Mortillet, pendant une partie plus ou moins considérable de la période pliocène, les débris des roches alpines ont été employés à combler les bassins inférieurs des montagnes, et les eaux, subissant dans ces bassins successifs une suite de décantations, devaient arriver alors dans les plaines à l'état de rivières à peu près limpides, capables de creuser et non de former des atterrissements.

De l'analyse rapide que je viens de présenter des divers terrains de transport provenant des chaînes centrales ou primitives des Alpes, il résulte clairement, sans doute, pour l'esprit du lecteur comme pour le mien, que c'est précisément sur cette sorte de terrain que gisent les principaux centres de goître et de crétinisme. En faisant, en effet, l'énumération topographique des principales nappes d'alluvions modernes et anciennes, j'ai cité les pays qui ont la réputation d'être le plus frappés par la dégénérescence crétinique: la vallée de Graisivaudan, celle d'Allevard, de Vaulnaveys, du Bourg-d'Oisans, de la Guisanne, de la Durance, de Vallouise, de Valgodemar, la vallée du Drac, les vallées secondaires de la

Bonne et de la Roisonne, tels sont les principaux repères où il est possible encore, malgré les progrès de l'hygiène générale et de l'instruction, d'étudier la triste maladie dont je cherche à bien dégager l'essence pour pouvoir la combattre plus sûrement.

Il existe, pour l'arrondissement de Grenoble, des documents authentiques dont je me propose ici de faire l'étude, et qui sont destinés à fournir la preuve expérimentale de la loi qui forme l'en-tête de ce chapitre. Ces documents émanent de trois sources:

1° De la note lue le 3 juillet 1839 à la *Société de stastistique de l'Isère* par le docteur Albin Gras;

2° Des tableaux qui terminent l'ouvrage de M. le docteur Nièpce, inspecteur des eaux d'Allevard (*Traité du goître et du crétinisme*);

3° Du recensement spécial fait par les ordres du Préfet de l'Isère, en 1864, dans l'arrondissement de Grenoble (1).

Note de M. Albin Gras. — « De 1828 à 1837, les conseils de révision ont eu à examiner, dans le département de l'Isère, 29,635 jeunes gens, ou par an, moyennement 2,963. Sur ce premier nombre, 13,651 ont été déclarés aptes au service militaire, et 15,984 ont été exemptés, savoir: 2,468 pour défaut de taille, 888 pour cause de goître, 7,830 pour autres infirmi-

(1) Je dois à M. Lesbros, conseiller de préfecture, la connaissance de cette pièce importante; je le prie d'agréer, ici, l'expression de toute ma gratitude.

tés, et enfin 4,798 comme fils aînés de veuves, de septuagénaires, etc.

» Parmi les difformités que l'on rencontre dans les pays de montagnes, une des plus remarquables est le goître. Les tableaux des conseils de révision que j'ai sous les yeux montrent que cette affection est réellement endémique dans un certain nombre de cantons du département. Le nombre des goîtreux, indiqué dans ces tableaux, est même inférieur à celui qui existe réellement. En effet, parmi les jeunes gens exemptés pour défaut de taille, pour autres difformités, ou comme fils aînés de veuves, etc., il y a dû se rencontrer un certain nombre de goîtreux qui n'ont pas fait valoir ce genre d'infirmité pour leur exemption. On peut regarder le goître comme endémique dans dix cantons, qui, à l'exception d'un seul, le canton de Pont-en-Royans, font partie de l'arrondissement de Grenoble. Dans ces cantons, plus d'un vingtième des jeunes gens a été exempté pour cause de goître.

» Ces cantons, rangés suivant l'ordre de fréquence de cette maladie, sont les suivants :

NOMBRE DES EXEMPTÉS POUR GOÎTRE

	Sur 100 jeunes gens
Valbonnais	14,5
Corps	9,5
Domène	9,3
Vizille	9,3
Sassenage	8,9

Goncelin	8,6
Allevard	8,4
Pont-en-Royans	5,5
Bourg-d'Oisans	5,4
Vif	5,3

« Il est remarquable que les cantons du Monestier, de Saint-Laurent-du-Pont et de Mens, quoique situés au milieu des montagnes, présentent peu de goîtreux.

» Le tableau suivant donne pour chaque canton, et, sur 100 jeunes gens, le nombre d'exemptés pour cause de goître, dans l'arrondissement de Grenoble.

» Les cantons où le nombre des goîtreux n'est pas indiqué en renferment moins de 1 sur 100.

Allevard	8,4
Bourg-d'Oisans	5,4
Clelles	»
Domêne	9,3
Corps	9,5
Valbonnais	14,5
Goncelin	8,6
Grenoble *(Est)*	»
Grenoble *(Nord)*	»
Grenoble *(Sud)*	2,7
La Mure	1,5
Mens	»
Monestier	»
Saint-Laurent-du-Pont	»
Sassenage	8,9

Touvet	1,3
Vif	5,3
Villard-de-Lans	1,4
Vizille	9,3
Voiron	3,8

Je fais remarquer que la note de M. Albin Gras ne peut avoir pour nous qu'un intérêt très restreint, parce qu'elle ne porte que sur les cas de goître qui ont milité en faveur de l'exemption des conscrits et qu'elle omet complétement les cas de crétinisme qui ont, à plus forte raison, dû amener le même résultat.

Tableaux de M. Nièpce. — Le second document, beaucoup plus complet que le précédent, puisqu'il porte sur toute la population, mentionne non-seulement les cas de goître, mais encore ceux de crétinisme, répartis par commune et par canton. Je renvoie à la fin de cet ouvrage pour la stastistique des goîtreux et des crétins dans l'arrondissement de Grenoble, telle qu'elle a été donnée par M. Nièpce, dans son excellent traité. Il ne faut pas oublier que ce fut en 1851 que parut cette statistique. Il ressort des renseignements pris par cet honorable auteur, que la population crétine et goîtreuse dans notre arrondissement, était à cette époque, de 17,779 sur une population totale de 201,496, c'est-à-dire dans un rapport d'un peu plus de 8 °/₀.

J'ai fait, avec les chiffres de M. Nièpce, la répartition par canton des cas de dégénérescence goitreuse et crétinique, et je suis arrivé aux résultats suivants:

	Sur 100 habitants.
Allevard	15,0
Goncelin	19,5
Domêne	22,0
Valbonnais	24,7
Vizille	16,7
Villard-de-Lans	1,0
Sassenage	34,0
Bourg-d'Oisans	8,8
Clelles	8,0
Corps	14,0
Grenoble (*Sud-Est*)	14,0
Grenoble (*Est*)	1,5
Grenoble (*Nord*)	0,5
Saint-Laurent-du-Pont	1,3
Mens	4,7
Monestier	5,9
La Mure	4,0
Vif	7,2
Touvet	3,3
Voiron	2,4

Comme dans les tableaux de M. Gras, ce sont toujours les cantons d'Allevard, de Goncelin, Domêne, Vizille, Sassenage, Valbonnais, Corps, Vif, qui fournissent un contingent élevé. Mais il est un canton qui ne figure aux précédents que pour 2,5 °/₀, et qui prend chez M. Niépce une importance peut-être exagérée (14 °/₀), c'est le canton Grenoble (Sud-Est). N'oublions pas que les diverses communes qui le forment : Bresson, Échirolles, Eybens, Gières, Herbeys, Poisat, Saint-Martin-d'Hères, Venon, occupent cette grande terrasse d'alluvions anciennes du Drac qui s'étend au levant du village de Claix jusqu'à l'entrée du Graisivaudan. Je ne peux m'empêcher de faire remarquer l'énorme quotité fournie par la population de Sassenage (34 °/₀), celle de Corps (14 °/₀), de Vizille (16 °/₀), de Valbonnais (24 °/₀), de Domêne (22 °/₀), de Goncelin (19 °/₀) et d'Allevard (15 °/₀). M. Niépce est-il sûr de n'avoir pas examiné cette foule de gens plus ou moins goîtreux ou crétins avec un verre grossissant?

Quoi qu'il en soit, dans cette statistique, comme dans la précédente, les cantons de Saint-Laurent-du-Pont, du Villard-de-Lans, de Mens, de Clelles, de la Mure, etc., jouissent d'une immunité sinon aussi complète, au moins relative, en face des chiffres considérables que je viens de rappeler.

Statistique de la préfecture. — Si M. Niépce n'a pas flatté les qualités de notre population, je crains que les auteurs du document que je vais examiner à l'instant ne soient tombés dans le défaut contraire. Suivant ces derniers, notre arrondissement ne contient plus, en 1864, que 1,551 goîtreux ou crétins, alors, ne l'oublions pas, que treize ans auparavant M. Niépce en accusait 17,779. Je sais qu'il s'est écoulé entre les chiffres de M. Niépce et ceux de la préfecture, un espace de temps pendant lequel les progrès incessants de l'hygiène ont dû bien améliorer la race, et qu'il a disparu pendant cette époque des goîtreux et des crétins qui n'ont pas tous été remplacés. Cependant, il tombe sous le sens qu'une amélioration de ce genre demande un long temps pour se produire, puisqu'elle doit se montrer principalement sur les générations futures. Ce n'est donc pas au bout d'une période de treize ans seulement qu'il est permis de constater, en matière de crétinisme, des effets d'amélioration aussi saisissants.

Quoi qu'il en soit, je donne la statistique détaillée de la préfecture à la suite de celle de M. Nièpce, me réservant, un peu plus loin, de relever quelques renseignements qui me paraissent fautifs.

Je donne ici, d'après les tableaux de la préfecture, la proportion, par canton et par cent habitants, des cas de goître et de crétinisme.

	sur 100 habitants.
Allevard	2,4
Goncelin	0,9
Domêne	2,0
Valbonnais	3,6
Vizille	1,9
Villard-de-Lans	0,45
Sassenage	1,5
Bourg-d'Oisans	1,4
Clelles	0,28
Corps	1,0
Grenoble (*Sud-Est*)	0,12

Grenoble (*Est*).	»
Grenoble (*Nord*).	0,18
Saint-Laurent-du-Pont	0,065
Mens	0,9
Monestier-de-Clermont	0,15
La Mure	0,31
Vif.	0,24
Touvet.	0,09
Voiron	0,03

Je serais le premier à me féliciter du progrès réalisé dans la constitution physique de nos populations, si je ne savais que des erreurs se sont glissées, dans la statistique de la préfecture, qui ont sensiblement altéré les résultats.

J'entre dans quelques détails pour le canton de la Mure, que je connais le mieux. Le rapport signale à la Motte-Saint-Martin trois goîtreux seulement; je suis à même d'affirmer que les villages du Vivier, de Saint-Martin et des Côtes ont plus de goîtreux que cela. Il n'accuse à la Mure que six goîtreux. Eh bien! je connais à la Mure, et je pourrais les citer immédiatement, plus de vingt personnes affectées de goîtres très apparents. Nantes ne compte qu'un goîtreux; il existe cependant un village de cette commune, Roison, qui a plusieurs goîtreux et au moins un crétin. Ponsonnas, qui n'est inscrit que pour un goîtreux, possède, à ma connaissance, bon nombre de goîtreux. Prunières a deux crétins absents aux tableaux et des goîtreux. Sousville a plusieurs crétins et plusieurs goîtreux, dans le village du

Crozet, au lieu d'un seul goîtreux et d'un seul crétin qui sont accusés.

Il n'entre pas dans mon plan de relever les erreurs commises dans chaque canton par les agents que l'administration a consultés en matière de goître et de crétinisme, il me suffit de les constater encore pour un seul, le canton de Valbonnais (1).

Le canton de Valbonnais comprend deux vallées principales, la vallée de Valbonnais proprement dite et la vallée de Lavaldens; elles se réunissent à Pont-Haut, en face du plateau de la Mure, avec les deux torrents, la Bonne et la Roisonne, qui les arrosent chacune dans tout leur parcours.

La vallée de Valbonnais, la plus importante sous tous les rapports, se divise administrativement en cinq communes : Valbonnais, Entraigues, le Périer, Chantelouve et Valjouffrey. La vallée de Lavaldens, moins riche et moins peuplée que sa voisine, comprend cinq communes également : Siévoz, au point de jonction des deux vallées, Oris-en-Rattier, la Valette, Lavaldens et la Morte.

Voici, en regard du chiffre de la population des dix communes de ce canton, le nombre de goîtreux et de crétins qui appartient à chacune d'elles :

---

(1) Je dois à deux personnes, en bonne position de le faire, MM. Freynet et Debon, le premier, conseiller général, le second, conseiller d'arrondissement du canton, des renseignements exacts sur le nombre des goîtreux et des crétins dans les diverses communes du Valbonnais.

Communes.		Population.	Goîtreux.	Crétins.
Valbonnais	. . . .	1307	50	70
Entraigues.	. . . .	553	60	15
Le Périer	. . . . .	748	12	7
Chantelouve	. . . .	403	7	1
Valjouffrey	. . . .	897	13	8
Siévoz	. . . .	313	11	2
Oris-en-Rattier	. .	342	34	9
La Valette	. . . . .	212	7	4
Lavaldens	. . . . .	539	0	6
La Morte	. . . . .	263	1	0
Totaux.	. . .	5577	195	122

Ainsi le Valbonnais, en l'état, compte 317 goîtreux ou crétins, sur une population de 5,577 habitants, c'est un peu plus de 5 % sur le chiffre total.

M. Niépce accuse, pour ce même canton, le chiffre fantastique de 1,459 goîtreux ou crétins, ou plus du 24 %.

La statistique de la préfecture, trop réservée, mentionne 205 cas seulement, ou 3,6 %.

Les chiffres rectificatifs que je présente et qui ont toute garantie pour être vrais, ont cet autre avantage qu'ils localisent très bien l'infection dans les parties qui lui appartiennent; ce sont le communes inférieures, comme Valbonnais, Entraigues, Oris-en-Rattier, la Valette, qui sont le plus frappées, tandis que les communes supérieures de Chantelouve et de la Morte renferment un nombre insignifiant de goîtreux et de crétins.

Qu'il me soit permis de faire respectueusement remarquer à qui de droit qu'un agent, quelqu'intelligent qu'il soit, s'il n'est pas médecin, laissera échapper des goîtres de moyen et de petit volume, qu'il s'exposera à porter beaucoup d'empâtements thyroïdiens au bilan des cous gras et courts. Comment lira-t-il, sur la physionomie ou l'habitude extérieure d'un jeune enfant, les signes encore indécis du crétinisme? A-t-il des notions suffisantes pour apprécier les divers degrés de la dégénérescence crétinique depuis l'abrutissement complet jusqu'à cette nuance d'hébétude intellectuelle assez délicate à saisir sur les traits et dans l'esprit des individus?

Évidemment la connaissance de toutes ces distinctions n'entre pas dans le programme des administrateurs d'une commune, il ne faut donc pas trop en vouloir à ceux-ci de n'avoir accusé dans leur statistique que les cas les moins frustes de la dégénérescence goîtreuse et crétinique.

J'ajoute un dernier mot. Il est difficile, sinon impossible, de mentionner exactement dans une statistique un point important : la physionomie générale des habitants des contrées crétineuses. On peut dire que dans certains villages il n'est pas un individu qui échappe complétement à l'influence tellurique, bien que beaucoup d'entre eux ne puissent être positivement rangés parmi les goîtreux ou parmi les crétins. Qu'on y regarde de près, on sera frappé chez eux du manque d'harmonie qui règne dans leur forme générale; torse court et ramassé, bras trop longs pour le corps, extrémités inférieures grossièrement sculptées et souvent arquées, balancement particulier dans la marche, voix à timbre chevrotant, tendance à renverser la tête en arrière, et enfin, sur la physionomie une expression que je ne peux traduire, mais qui ne trompe pas, et qui est l'indice d'un voile, au moins léger, sur une ou plusieurs des facultés intellectuelles formant le plus bel attribut de l'humanité.

Sans doute une statistique brute, faite par les procédés habituels, ne peut accuser toutes ces nuances qui sont cependant fort importantes à noter parce qu'elles indiquent une détérioration de la race presque aussi redoutable que la dégénérescence déclarée, et qu'elles donnent assez bien pour un pays la mesure de l'endémicité crétinique, dont le principal caractère est d'imprimer son cachet, quelque faible qu'il soit, sur chaque organisme.

Malgré ses imperfections, le document de la préfecture est encore instructif pour nous, parce que, bien qu'il ait considérablement adouci les chiffres, les cantons les plus frappés dans les statistiques précédentes sont encore ceux qui le sont surtout dans celle-ci. Or, ces cantons, comme nous l'avons vu précédemment, sont ceux où abondent les terrains alluviaux anciens et modernes; la loi que j'ai essayé de poser est donc encore ici expérimentalement vérifiée.

Il reste à donner quelques commentaires, quelques éclaircissements sur certaines contrées qui paraissent faire exception à la règle.

Chacun a dû être surpris de l'immunité relative, au point de vue du goître et du crétinisme, que présente le canton de Saint-Laurent-du-Pont, bien que les villages qui le forment soient en partie situés dans les gorges accidentées du massif de la Grande-Chartreuse. Le bourg lui-même, assis au débouché du défilé principal, sur le terrain transporté de la montagne par le Guiers, ne renferme qu'un nombre très restreint d'habitants dégénérés. Les tableaux de M. Gras donnent moins de 1 °/₀, ceux de M. Nièpce 1,3 et ceux de la préfecture 0,065.

Je fais la même remarque pour le canton du Villard-de-Lans. Il figure au tableau de M. Gras pour 1,4 °/₀, sur ceux de M. Nièpce pour 1,3 et sur le document de la préfecture pour 0,45. Les cantons de Grenoble (*Est*), du Touvet, de Mens, de Clelles, du Monestier-de-Clermont jouissent du même privilége.

Sans doute le sol de ces diverses contrées a été généralement peu ravagé, ainsi que l'atteste l'absence presque complète d'alluvions anciennes. Cependant des villages, qui ont une population saine, sont bâtis sur des terrains de transport qui paraissent propres à engendrer le goître et le crétinisme ; j'ai cité Saint-Laurent-du-Pont, je peux citer encore toutes les agglomérations qui, depuis Chapareillan jusqu'aux portes de Grenoble, s'étalent sur la rive droite de l'Isère, telles que la Terrasse, le Touvet, Crolles,

Lumbin, etc. « Sur la rive droite de l'Isère, en amont de Grenoble, les torrents sont presque tous en activité, à cause de la nudité des montagnes. Le Manival, à Saint-Ismier, a formé autrefois un lit de déjection très vaste, sur lequel il continue à divaguer encore, mais dans des limites bien moins étendues. Le bourg du Touvet est bâti sur le versant sud-ouest de l'ancien cône de déjection du torrent de Bresson, large de près de trois kilomètres; le lit des déjections modernes occupe encore une largeur de trois à quatre cents mètres, et, à chaque crue, le bourg est menacé d'être envahi par ces graviers (Lory). »

Dans la vallée de l'Isère, les villages bâtis sur la rive gauche sont infectés de goîtreux et de crétins, tandis que ceux de la rive opposée n'en ont pas ou presque pas; cependant les uns et les autres reposent sur des alluvions provenant des montagnes.

A mon avis, c'est la provenance différente de la matière de ces alluvions qui donne raison de l'infection d'un côté, de l'immunité de l'autre.

En effet, les grandes masses d'alluvions anciennes et modernes qui sont décrites dans ce chapitre proviennent des chaînes alpines centrales, formées en très grande partie de roches primitives et cristallines, de roches de transition ou des couches les plus anciennes du terrain de sédiment; ce sont ces alluvions qui recouvrent la rive gauche de l'Isère. Les alluvions de la rive droite proviennent des montagnes de la Chartreuse, c'est-à-dire d'une formation géologique plus récente, depuis l'oxfordien jusqu'à la craie et la molasse.

Les alluvions de cette dernière catégorie paraissent jouir d'une immunité relative, par rapport à l'endémie que nous étudions. Ce sont elles qui forment le sol de la rive droite de l'Isère, des vallées de Saint-Laurent-du-Pont, du Villard-de-Lans, du Monestier, Clelles et Mens, ce sont ces terrains de formation moderne, composés de matières remaniées par les eaux, qui supportent les populations le moins entachées de crétinisme. Ainsi se trouve justifiée cette proposition de M. Trémaux, émise précédemment, que la perfection des êtres est ou devien proportionnelle au degré d'élaboration du sol sur lequel ils vivent.

Si la cause qui préside directement à la production du goître et crétinisme trouve moins facilement à se développer sur les alluvions des montagnes modernes, il existe des cas, exceptionnels il est vrai, où malgré ces bonnes conditions géologiques, et par des raisons difficiles à saisir, la triste dégénérescence s'épanouit sur un sol qui n'est pas le sien. Les vallées de Rencurel, de Choranche et de Pont-en-Royans, en sont de malheureux exemples. Les villages, situés dans le Royannais, sont bien plus frappés que leurs voisins des montages de Lans; ils reposent d'ailleurs sur des formations géologiques analogues, à part la vallée de Rencurel, une des plus infectées, qui repose en entier sur la molasse. Or, « dans les points les plus rapprochés des Alpes centrales, par exemple, aux environs de Grenoble, les éléments sableux de la molasse proviennent surtout des roches alpines (Lory). » Serait-ce donc cette matière primitive, bien que de seconde main, qui, se mêlant à des matières de nature bénigne, donnerait à ces dernières le triste privilége d'engendrer la cause spéciale qui donne lieu au goître et crétinisme? Je livre cette explication à la jeune génération médicale, lui laissant le soin d'élucider tout à fait le problème.

CHAPITRE II.

Dans les alluvions anciennes et modernes se sont passés et se passent encore des phénomènes de fermentation végétale propres à la formation d'un miasme.

Pour qu'une fermentation végétale ait lieu au sein des alluvions, plusieurs conditions sont nécessaires : des matières végétales mortes, de l'air, de l'eau et de la chaleur.

Il ne peut pas être l'objet d'un doute que les alluvions modernes renferment une grande quantité de matières organiques végétales, comme en témoigne leur étonnante fertilité. Il suffit de se rappeler d'ailleurs qu'elles proviennent de l'humus qui recouvre la pente des montagnes et que les eaux de pluie ou de neige entraînent vers la mer sous forme de limons.

Il est plus difficile de se rendre compte de la présence de ces éléments organiques dans les alluvions anciennes, alors que bien des siècles se sont écoulés qui ont dû accomplir sur eux leur œuvre de décomposition et de destruction. Mais rappelons-nous qu'il est fréquent dans ces terrains de rencontrer de grands amas végétaux à peine décomposés et qui sont exploités comme combustibles sous le nom de lignite et de tourbe. Faisons remarquer, en outre, combien était puissante la végétation de l'époque antédiluvienne, la proportion considérable que prenaient alors les plus humbles de nos végétaux, et étonnons-nous moins de la quantité de débris qu'ont dû entraîner avec eux nos torrents transformés en fleuves. Observons que ces détritus végétaux, enfouis dans les puissantes couches alluviales anciennes, ne peuvent s'altérer que lentement à cause de leur éloignement de la tranche superficielle du sol qui seule subit promptement l'influence de la chaleur et de l'air unis à un certain degré d'humidité.

Ainsi, épaisseur exceptionnelle des alluvions anciennes, enfouissement profond des débris végétaux, difficulté que l'air éprouve à les atteindre, telles sont es conditions qui expliquent la longue pérennité des matières végétales au sein des alluvions anciennes.

L'introduction de l'air dans les parties profondes des alluvions anciennes se fait au moyen de l'eau qui les pénètre, mais la quantité de gaz dissous étant minime, il s'ensuit une fermentation végétale très lente qui dure depuis de longs siècles pour se perpétuer longtemps encore.

Les alluvions modernes s'étalent en couches assez minces, il est rare qu'elles atteignent plus de trois ou quatre mètres d'épaisseur; on conçoit dès lors la possibilité pour l'air atmosphérique de s'y introduire, ainsi que son apport de concours aux réactions chimiques déterminées par la fermentation végétale.

Pour les couches superficielles du sol, qu'elles

appartiennent aux alluvions modernes ou anciennes, elles n'ont point de chaleur propre ; celle-ci leur est communiquée par l'air ambiant. Or, la température de l'air est souvent très élevée dans les vallées montagneuses.

M. Niépce a constaté dans la vallée d'Aoste, à une heure de l'après-midi, une température de 32 degrés cent., tandis que le soir, à sept heures, le thermomètre ne marquait plus que 9 degrés au-dessus de zéro.

« La température dans les vallées est plutôt chaude que froide, à cause de leur étroitesse et des rocs qui les bordent, et qui, faisant fonction de reverbère sur les rayons du soleil, y concentrent la chaleur depuis le matin jusqu'au soir. Cette chaleur, pour ainsi dire factice, et cependant égale à celle des contrées plus méridionales, fait qu'on peut y cultiver avec avantage les plantes des pays chauds. » (Fodéré, *Traité du goître et du crétinisme.*)

« Vers l'heure de midi, écrivent les auteurs du célèbre rapport sarde, soit à cause de la reverbération du soleil, soit à cause de l'immobilité des vents, soit à cause de l'action directe du soleil, la température devient si ardente, que la respiration en souffre. Au contraire, le matin et le soir, même dans les mois les plus chauds, on peut dire que l'air est froid. Les changements subits de température sont très fréquents pendant l'été. Il n'est pas rare de voir dans le même jour le thermomètre descendre à l'improviste de 12 à 15° R. à zéro pour remonter, peu de temps après, à 20 et 25. » (Rapport de la Commission sarde, page 175.)

Quant aux couches profondes des alluvions anciennes, leur température est à peu près constante, bien que peu élevée (12 ou 15°), c'est une des raisons qui rendent compte de la lenteur de décomposition des débris organiques contenues dans leur sein.

L'air des vallées contient de l'eau à l'état de vapeur, le sol des alluvions anciennes et modernes est silloné de sources et de torrents; bien plus, les habitants eux-mêmes ajoutent à cette humidité naturelle en pratiquant de nombreuses irrigations pour élever la fertilité de leur sol.

« L'air, d'ordinaire sec et pur sur les points élevés des montages, est le plus souvent, dans le fond des vallées où règne le crétinisme, surchargé d'humidité à cause de l'évaporation continuelle des eaux qui s'y accumulent en abondance, tantôt encaissées en torrents rapides, tantôt débordées en marais étendus. La fréquence des brouillards se fait sentir dans tous les pays infectés de crétinisme endémique, non-seulement à la fin de l'automne, mais encore pendant toute l'année. Cette condition est si générale dans les vallées du duché d'Aoste, que Fodéré n'hésite pas à lui attribuer principalement la dégénération de la race humaine qui s'y observe. On en peut dire autant des autres vallées infectées et même des pays de plaine dans lesquels cette dégénération est endémique. » (Même rapport, page 173.)

Voilà donc réunies, dans les contrées frappées de goître et de crétinisme, les conditions requises pour une fermentation organique : des matières végétales mortes, de l'air, de l'eau et de la chaleur.

Il y a trois choses à noter dans toute fermentation : les infusoires ou ferments, les gaz et les miasmes. J'ai lieu de regretter de n'être ni micrographe, ni chimiste, afin de présenter ici l'étude des microzoaires ou des microphytes qui sont les moteurs de la fermentation végétale, ainsi que des gaz et des effluves qui sont le résultat du dédoublement ou catalyse des matières organiques. Mais les opinions de M. le professeur Bouchardat sur les poisons, les venins, les miasmes spécifiques dans leurs rapports avec les ferments et le savant *Traité du goître et du crétinisme* de M. Niépce, très riche en faits, suppléeront souvent à mon inexpérience dans les branches de la science que je viens d'indiquer. Ce dernier auteur, à propos de la putréfaction des végétaux à l'air libre, remarque « que les matières organiques végétales, en partie recouvertes d'eau, produisent, quand elles commencent à pourrir, une quantité considérable d'animaux infusoires, dont les générations se succèdent, meurent, disparaissent et dont les éléments concourent aux phénomènes de la putréfaction. L'examen de ces eaux croupies, au moyen du microscope, démontre la présence d'une grande quantité d'infusoires appartenant au genre volvox de la famille des monadaires, au genre vorticelle de la famille des rotifères. La rosée, qui est excessivement abondante le matin, et les gouttes d'eau déposées par les brouillards épais qui s'élèvent chaque matin sur les marécages, recueillies aux environs sur des plaques de verre, contiennent des matières susceptibles de fermenter. Examinées au microscope, ces gouttes d'eau ont montré la présence de quantité considérable de débris d'animalcules. » (Nièpce, *Traité du goître et du crétinisme*, tome II, page 101.)

Ce qui a lieu dans les marais, où les conditions de fermentation végétale sont très actives, se passe certainement au sein des alluvions, bien que d'une manière plus lente, puisque la matière fermentescible est la même et que les circonstances météorologiques sont analogues. Il me paraît alors peu téméraire d'inférer des produits de la fermentation paludéenne à ceux de la fermentation alluviale.

Quand la putréfaction s'empare de la vase des marais, elle fournit des émanations composées d'acide carbonique et de carbure d'hydrogène, des traces d'ammoniaque, d'hydrogène phosphoré et sulfuré, de vapeur d'eau, et enfin d'une matière végéto-animale odorante, visqueuse, très putrescible, ce qui est bien réellement le principe générateur des affections palustres. Il est démontré, en effet, que les gaz qui accompagnent cette matière non encore définie chimiquement, sont, par leur nature et leurs minimes proportions, entièrement inoffensifs.

Quelle peut être cette matière végéto-animale ? L'hypothèse la plus probable consiste à admettre que c'est une sorte de venin produit par des microzoaires. Admettre qu'elle est produite par un acte de la vie de ces infusoires qui pullulent dans la matière des alluvions en voie d'assèchement, est l'hypothèse qui rend le mieux compte des observations. Dire que cette substance se rapproche alors des poisons produits par les animaux (venins), ce n'est que donner aux faits leur interprétation la plus légitime.

L'analyse des vapeurs condensées dans les localités infectées de crétinisme, a fait découvrir à M. Niépce des flocons organiques, mélange d'un grand nombre de produits, parmi lesquels se trouve la matière toxique. Il a fait de nombreuses analyses d'air dans les vallées infectées et il a constamment noté la présence de matières organiques végétales en quantité variable; traces fortes à Ayton, notables à Villarnoi, faibles à Saint-Pierre-d'Allevard, nulles sur les montagnes de la Grande-Valloire, à 2,982 mètres au-dessus du niveau de la mer, Il se trouve que ces proportions sont en rapport direct avec l'intensité du goître et crétinisme dans ces contrées.

Tous les terrains ne sont pas également aptes à produire la fermentation qui donne lieu au goître et crétinisme; ainsi les terrains jurassiques modernes, par une raison qui nous est inconnue, paraissent favoriser moins le développement des microzoaires spéciaux que les terrains anciens; la mollasse, cependant, semble faire exception à la règle, témoin la vallée de Rencurel, dans le Royannais; la commune d'Entre-deux-Guiers, dans le canton de Saint-Laurent-du-Pont, qui, situées sur les détritus de la mollasse, ont des goîtreux et des crétins. Les silicates dominent dans les alluvions des roches primitives, ainsi que dans celles provenant des terrains de la mollasse, tandis que ce sont les calcaires qui priment dans les terrains de transport jurassiques et crayeux. Je crois qu'il faut tenir grand compte de cette circonstance de composition chimique des terrains dans l'imputation de malignité ou de bénignité qui doit leur être dévolue en étiologie goîtreuse et crétineuse.

En matière de fermentation paludéenne, la présence de certains sels dans les eaux stagnantes n'est pas non plus indifférente. Tous les médecins savent que le mélange d'eaux douces avec des eaux salées, donne lieu à un dégagement très considérable de miasmes pestilentiels. Par contre, plusieurs localités de la nouvelle Calédonie et quelques îles de l'Océanie sont exemptes de maladies palustres, malgré l'existence de marais dans lesquels les matières végétales se décomposent. Cette immunité ne résulterait-elle pas de l'absence des infusoires toxifères, soit par le fait de la composition chimique des terrains inondés, soit encore parce que les végétaux qui se pourrissent dans ces marais sont des végétaux à essence qui tuent les infusoires toxifères?

Dans ma pensée, la cause qui donne lieu au goître et crétinisme doit être assimilée à la cause qui produit l'intoxication paludéenne ; mais de l'analogie de ces deux causes, je n'en conclus pas à leur identité. La fièvre intermittente et le goître peuvent cohabiter ensemble, bien que l'un et l'autre conservent la physionomie distincte qui leur appartient : Cela se passe ainsi sur la rive gauche de l'Isère ; dans une plaine marécageuse près de Dieuze ; sur les bords de la Seine, en Normandie ; sur les bords du Rhin, entre ce fleuve et l'Isle, dans la Robertsau, etc. Les deux maladies marchent parallèlement, mais ne se confondent pas,

Sans doute bien des points d'analogie existent entre les effets produits par la fermentation des marais et ceux qui dérivent de la fermentation alluviale, il ne m'en coûte même pas d'avouer que cette sorte de parenté de nature m'a constamment préoccupé dans cette étude. Mais de là à conclure à l'identité des cause, il y a loin.

Le premier signe de l'empoisonnement miasmatique se traduit, chez le goîtreux, par l'hypertrophie de la tyrhoïde ; chez le fébricitant, par l'hypertrophie de la rate. Que l'un et l'autre restent plongés dans le milieu méphitique, le premier pourra très bien ne devenir que goîtreux sa vie durant, tandis que le second mourra certainement après épuisement de toutes les phases de l'intoxication palustre. Le goîtreux, s'il ne change rien à sa façon de vivre et s'allie à semblable que lui, procréera presque à coup sûr des semi-crétins et même des crétins complets, en tout cas sa descendance s'éteindra dans la dégradation physique et la stérilité qui la suit. Le résultat de l'empoisonnement, soit paludéen, soit crétinique, sera le même en définitive : la destruction de l'espèce, bien que les phases de cet anéantissement diffèrent dans les deux cas.

Je suis porté à croire que les infusoires qui donnent lieu à la fermentation alluviale, sont voisins de ceux que produisent la fermentation des marais ; mais à coup sûr, je le répète, ils ne sont pas les mêmes. D'ailleurs M. Bouchardat, pour expliquer la genèse des effluves cholériques, de la peste et de la fièvre jaune, n'hésite pas à faire appel à l'existence d'êtres microscopiques différents, quoique voisins des espèces palustres.

« On est conduit, dit cet ingénieux auteur, par un grand nombre d'observations concordantes, à admettre que les effluves des marais jouent un rôle important dans la genèse des foyers primitifs du choléra contagieux, de la fièvre jaune et peut-être de la peste. On s'explique difficilement pourquoi, sous l'influence de conditions qui paraissent en apparence identiques, on voit naître la misère, et l'encombrement aidant, des maladies si différentes. Tout s'interpréterait avec facilité si l'observation venait à nous démontrer que ce sont des poisons produits par des espèces voisines mais spécifiquement différentes. L'une de ces espèces vit au delta du Gange, et son poison donne le choléra, une autre à l'embouchure des grands fleuves de l'Amérique du Sud, elle devient le moteur des foyers primitifs de la fièvre jaune. On sait que pendant de longues années les foyers primitifs de la fièvre jaune ont été peu nombreux. Leur multiplicité, plus grande depuis vingt ans, s'expliquerait aisément par le fait de la propagation de l'espèce, favorisée par de plus rapides et plus fréquentes communications entre les localités lui offrant les conditions d'existence qui lui conviennent. Les foyers primitifs de la fièvre jaune, du choléra étant formés, leur propagation s'explique par la transformation de la maladie; infectieuse d'abord, elle devient contagieuse, comme cela s'observe pour le typhus feber et probablement pour bien d'autres affections. » (Bouchardat, *Mémoire sur les poisons, les venins*, *les virus, les miasmes spécifiques dans leurs rapports avec les ferments.*)

L'idée d'attribuer à un effluve, à un miasme particulier la cause du goître et crétinisme, n'est pas absolument nouvelle, elle a été publiquement exprimée au congrès de Chambéry, tenu en 1863, par MM. Ancelon, Morel et Vingtrinier. Mais ces savants admettent que le miasme crétinique et le miasme paludéen ne font qu'un, et qu'à une différence d'intensité correspond seulement une différence d'action. M. Ancelon a fait ses observations à Dieuze, dans une plaine marécageuse, dont les eaux stagnantes ont, tour à tour, de l'étendue ou un volume restreint, et d'où s'échappe un miasme différent d'intensité, suivant l'élévation ou l'abaissement des eaux. M. Ancelon a cru reconnaître que, pendant la période inondée, il y avait production de goîtres dans les environs, tandis qu'après l'abaissement des eaux il n'y avait que des manifestation de fièvres à divers degrés d'intensité et de malignité. Ainsi il établit plusieurs degrés d'intensité des effluves paludéens, pouvant produire, au degré inférieur, l'intoxication goîtreuse et crétinisante, et à des degrés supérieurs la fièvre intermittente, le typhus et même le charbon.

M. Morel partage l'opinion émise par M. Ancelon sur la production du goître et du crétinisme endémique par une infection particulière, provenant des effluves paludéens. Il admet que cette sorte d'émanation infectieuse varie d'intensité suivant les localités. Il cite à l'appui de cette opinion, Caudebec, où sévit le goître dans un périmètre de terrain signalé par M. Vingtrinier, sur les bords de la Seine, dans le département de la Seine-Inférieure, où il n'est guère possible de trouver d'autres causes. Il en est de même de la presqu'île de Tourville, en Normandie, où il a remarqué quatre crétins types, dont il expose la photographie. Enfin il cite la Robertsau, près Strasbourg, terrain marécageux placé entre le Rhin et l'Isle, et dont la condition sanitaire a été considérablement améliorée, relativement au goître et au crétinisme, depuis qu'on y a pratiqué le dessèchement des parties inondées.

L'opinion de MM. Morel et Ancelon soulève des objections dans le sein du congrès de la part de MM. Trompeo et Cattois, qui déclarent l'explication trop hypothétique. M. Calloud, se joignant à ces derniers, rapporte plusieurs observations qui établissent l'absence absolue du goître et du crétinisme dans un grand nombre de localités marécageuses, dans la partie basse de la Savoie; il cite l'exemple de vastes plaines inondées en Piémont pour la culture du riz, et où il ne se produit que des fièvres, mais ni goître, ni crétinisme. Tout miasme infectieux, dit-il, introduit dans l'économie, soit par ingestion, soit par inhalation, a toujours des effets prompts, énergiques, souvent redoutables, et détermine presque toujours des maladies putrides, tandis que le goître est une affection indolente, qui se produit lentement, sans suspension de vitalité essentielle et sans laisser conscience de sa formation. (Congrès scientifique de France, trentième session, tenue à Chambéry, au mois d'août 1863.)

J'ai fait de mon mieux pour réfuter l'opinion de MM. Morel et Ancelon sur l'identité des miasmes crétinique et paludéen, je renvoie le lecteur à ce que j'en dis plus haut; je me contente en ce moment de prendre acte de la déclaration de ces Messieurs qui assigne au goître et crétinisme une origine miasmatique. Je réponds à M. Calloud que je crois, comme lui, qu'il existe des contrées marécageuses où le goître et crétinisme ne se produisent pas, que ce sont deux maladies distinctes, bien que voisines. J'ajoute que dans les climats froids, comme le sont ceux des montagnes, les miasmes produisent moins souvent les accidents prompts, énergiques, dont parle M. Calloud. Je n'en veux pour exemple que ce qui se passe chez les populations qui bordent les grands marécages du Nord et de la Baltique. Dans ces localités, malgré l'existence des effluves paludéens, les fièvres intermittentes ne sont pas communes, elles n'y présentent ni la gravité ni l'intensité qu'elles ont dans des contrées plus chaudes, tandis que c'est l'état endémique qui domine.

On le voit, en de certaines conditions, les miasmes palustres peuvent toucher l'organisme sans provoquer ces réactions soudaines qu'invoque M. Calloud, et ce qui se passe quelquefois pour l'effluve paludéen ne peut-il pas être la règle pour l'effluve crétinique? En un mot, répugne-t-il à la raison médicale d'admettre que les miasmes, absorbés dans l'organisme, occasionnent, suivant leur espèce nosologique, les uns des symptômes aigus, les autres des symptômes chroniques?

Notons que dans des cas, très rares il est vrai, la maladie goîtreuse a revêtu le type aigu, le caractère épidémique. Le docteur Guyton dit avoir observé plusieurs fois des épidémies de goître sévir dans les deux séminaires d'Autun; M. Nivet, de Clermont, a adressé à l'Académie des sciences une note sur le goître estival épidémique. M. Chabrand, de Briançon, rapporte qu'à diverses époques, le goître épidémique a régné sur la garnison peu après son arrivée dans les Hautes-Alpes. La médecine militaire est riche de mémoires publiés sur ce sujet, MM. Collin, Artigues, Gerard, Pastoret, Rozan, Habron ont tour à tour, dans des travaux spéciaux, prouvé que le goître pouvait revêtir le caractère épidémique. Ces observations, nombreuses déjà, auraient dû appeler l'attention sur une altération possible de l'air respirable, comme il arrive d'ordinaire dans ces cas-là.

Résumons en deux mots la matière de ce chapitre :

La position des alluvions anciennes et modernes dans les bas-fonds des vallées, la grande quantité de matières végétales enfouies dans ces alluvions, aidées de la chaleur et de l'humidité qui règnent dans ces contrées, ont dû nécessairement entraîner une fermentation analogue à celle qui se déclare dans les marais après la saison d'été; avec cette différence que les végétaux, dans les marais, se pourrissant à l'air libre, leur fermentation parcourt ses phases avec rapidité, tandis que l'enfouissement profond des matières végétales dans les alluvions anciennes et leur renouvellement fréquent dans les alluvions modernes, fournit à un travail de décomposition sinon très actif, au moins incessant.

Il est plus que probable que la fermentation alluviale donne lieu, comme la fermentation des marais, à la production d'un effluve qui est la cause du goître et du crétinisme. La chimie n'est pas encore parvenue à décéler cet effluve par les réactifs dont elle dispose; mais j'espère bien, sur ce point, entraîner la conviction des esprits en rendant évidents ses effets sur les populations exposées à son contact.

Je termine par deux mots d'appréciation sur le rôle des montagnes par rapport aux plaines. Les chaînes de montagnes sur les continents sont les mamelles fécondes d'où s'échappent les fleuves qui vont porter la prospérité et l'industrie aux habitants des plaines; véritables cornes d'abondance qui charrient, avec de l'eau salubre, une infinité de débris organiques destinés à revivifier le sol que des cultures trop intenses ont appauvri. La montagne ne reçoit rien de la plaine, elle lui donne tout. Mais en ce monde le mal se trouve souvent à côté du bien. Ce sont ces dépôts alluviaux mal élaborés qui produisent à leur naissance la triste dégénérescence que j'étudie, et dans les régions inondées la fièvre paludéenne; ce sont eux aussi, dans des climats plus chauds, qui, réunis sous forme d'immenses atterrissements à l'embouchure des fleuves, laissent dégager, suivant les climats et probablement aussi suivant la composition intime des dépôts, ces effluves pestilentiels qui vont ravager le monde sous les noms divers de choléra, de peste et de fièvre jaune.

Je me hâte d'ajouter que si la cause génératrice du goître et du crétinisme procède de la même source que celle qui engendre les grands fléaux qui désolent périodiquement l'humanité, du moins, elle ne revêt jamais la fougue et la léthalité de ses congénères des tropiques.

CHAPITRE III.

Le miasme qui donne lieu au goitre et au crétinisme habite :
1° L'air ambiant ;
2° Les eaux qui traversent les alluvions ;
3° Les murs mêmes de certaines habitations.

L'AIR AMBIANT.

Je ne sais si j'ai réussi à faire passer dans l'esprit de mes lecteurs la conviction dont je suis animé moi-même, à savoir que la cause qui donne lieu au goître et crétinisme est d'essence miasmatique, analogue à celle qui produit la fièvre des marais. Si j'ai été assez heureux pour entraîner l'assentiment de quelques-uns, je leur demande de me suivre encore pendant quelque temps dans la déduction des prémisses que j'ai essayé si laborieusement d'établir.

Le propre des miasmes, des effluves, quelle que soit leur nature, consiste dans leur dissémination dans l'air, dans la formation autour d'eux de cercles d'infection à rayons plus ou moins étendus. L'effluve crétinique reste fidèle à ce caractère général de ses congénères; il s'échappe des matières alluviales, il est entraîné dans l'air ambiant dissous dans la vapeur d'eau, il se dépose avec elle sitôt qu'un refroidissement subit ou périodique des couches aériennes détermine le phénomène physique de la précipitation des vapeurs.

Cette interprétation donne la clé de beaucoup de faits qui paraissent indépendants, dans l'histoire du goître et du crétinisme, et qui vont recevoir une explication commune ; telle est l'humidité de l'air que Fodéré considérait comme la cause principale de la dégénérescence crétineuse.

« Si l'on contemple de quelque sommité élevée les vallées profondes et sinueuses qui sont situées dans le voisinage, l'on est frappé du contraste qui existe entre les régions situées à des niveaux différents; tandis que sur la hauteur l'on jouit du soleil et que l'on respire un air pur et souvent renouvelé, les vallées sous-jacentes sont encore plongées dans l'obscurité et le plus souvent recouvertes d'un épais brouillard qui suit toutes les sinuosités du sol et occupe les bas-fonds et le voisinage des lacs et des torrents. Or, comme c'est dans cette portion la plus déclive et par conséquent la plus humide de la vallée que sont ordinairement construits les villages, on comprend dès lors quelle atmosphère impure doivent respirer les habitants de ces localités où le soleil ne se montre que pendant quelques heures dans ces replis accidentés de nos Alpes. » (*Les climats des montagnes*, par H.-C. Lombard, de Genève.)

Cette humidité de l'air dans les vallées tire son origine de l'évaporation continue des eaux des torrents qui forment un grand nombre de chutes et de cascades dans leurs cours, ainsi que des mille ruisseaux qui descendent directement des montagnes et viennent se réunir au courant principal. « Chacune des vallées infectées est arrosée dans toute sa longueur par une rivière ou par un torrent considérable qu'alimentent la fonte des glaces ou des neiges des gorges alpines, l'affluence des ruisseaux et des sources des vallées latérales Ces eaux qui sont d'un si grand avantage à l'industrie et à l'agriculture, deviennent, sous certaines conditions que nous allons mentionner, nuisibles au plus haut degré à la santé des habitants qu'elles prédisposent au crétinisme. Cela arrive spécialement sur le versant occidental de la chaîne principale des Alpes, le long de l'Arc, de l'Arve et de l'Isère. Là, soit pour n'être pas retenues par des digues quand elles grossissent, les eaux débordent et remontent les bas-fonds des vallées qu'elles transforment en immenses marais, comme il arrive à l'angle formé par le confluent de l'Arc et de l'Isère, près d'Ayton, et dans la vallée de l'Arve près de Domancy, soit parce que là même où les soins du gouvernement ont fait construire des digues, les anciens marais abandonnés par l'Isère et vendus à divers propriétaires ne sont pas mis en culture par ceux-ci Ces eaux occasionnent ainsi un double dommage, par les vapeurs chargées de miasmes qui s'en exhalent continuellement, et en privant de travail et de pain un grand nombre d'habitants. » (Rapport de la Commission sarde.)

Mais à supposer que le torrent soit contenu dans son lit et que les terrains soient cultivés, l'humidité surabondante ne disparaît pas encore; l'arrosage des terres pratiqué sur une grande échelle offre à l'air une vaste surface d'évaporation et y entretient un état constant d'humidité.

Il faut ajouter que les conditions topographiques inhérentes aux vallées ne sont pas de nature à permettre la prompte dissipation de la vapeur d'eau. La libre action du vent se trouve gênée dans les vallées étroites et profondes par les crêtes élevées qui les bordent à droite et à gauche comme de gigantesques murailles, elle se trouve gênée aussi par les arbres fruitiers qui encombrent l'abord des villages et les enfouissent en été sous un dôme touffu de verdure. Notons encore que si l'une des étroites ouvertures des vallées donne accès au vent, il arrive, à cause de la forme de bassin qu'elles affectent, que le courant y est circulaire, en forme de tourbillon, de manière à rapporter continuellement l'humidité et les miasmes qu'il avait dissipés pour un instant.

Il ressort de là que dans les vallées frappées de goître et de crétinisme, l'air est non-seulement humide mais encore stagnant.

La fraîcheur habituelle qui règne dans certaines vallées est la conséquence de l'humidité excessive jointe à la stagnation de l'air.

Dès 1839, un médecin qui a laissé une réputation d'observateur judicieux, M. Chataing père, d'Allevard, avait entrevu et signalé cette sorte de trinité malfaisante (air humide, frais et stagnant), dans une note insérée au *Bulletin de la Société de statistique de l'Isère*, tome I, page 102. Je crois être agréable à mes lecteurs en citant textuellement le passage capital de cette note remarquable : « Il paraît probable que la cause la plus active pour la production de cette maladie (le goître et le crétinisme) réside dans l'action d'un air *humide*, *frais et stagnant*. Ce ne sera peut-être plus douteux si nous y ajoutons les faits suivants : 1° dans ce bourg (Allevard) il se trouve une rue dont les habitants ont les mêmes mœurs, le même genre de vie, la même architecture dans leurs habitations, font usage des mêmes eaux, et cependant, d'un côté, on ne remarque que quelques goîtreux, sans crétinisme ; de l'autre, presque pas une famille où il n'y ait eu, dans l'espace de peu d'années, outre les goîtreux, un, deux et jusqu'à quatre crétins, à divers degrés; ce côté ne diffère de l'autre qu'en ce que le derrière des habitations, tourné à l'est, se trouve baigné par les eaux venant d'un marais ; 2° les autres quartiers où le même phénomène s'observe, sont placés le long du torrent, ou tout à fait adossés au terrain du pied de la montagne, et sont par conséquent très humides ; 3° les maisons isolées dans la campagne où il existe des goîtreux et des crétins sont aussi celles qui sont au revers des montagnes, au bas de quelque monticule, dans les collines ou au milieu d'une grande quantité d'arbres fruitiers, plus ou moins élevés, devant la porte desquelles se trouvent des tas de fumier ou des mares d'eau croupissante, circonstances qui toutes tendent à les priver de l'influence bienfaisante des rayons solaires et à rendre l'air *humide, frais et stagnant ;* 4° enfin, on peut faire les mêmes observations dans certaines localités, telles que Pontcharra, Goncelin, Tencin, et faire ainsi partout l'application de cette sentence du père de la médecine : *Bœtum in crasso jurares esse natum.* »

Il ne manque vraiment à cette analyse des causes du goître et crétinisme à Allevard, pour être parfaite, qu'une seule chose, c'est que l'auteur ait entrevu l'agent spécial qui se dissimule derrière les circonstances qui l'ont frappé et qu'il a si bien décrites.

Le rôle de la vapeur d'eau se retrouve partout dans l'étiologie de la maladie crétinique, il ne s'agit que de savoir en dégager le mode d'action.

Tous les auteurs s'accordent à signaler les écarts, souvent énormes, que subit le thermomètre dans une seule journée. M. Niépce a remarqué que les vallées les plus infectées sont celles qui, très froides en hiver, jouissent en été d'une atmosphère étouffante, et où la fraîcheur des matinées et des soirées d'été offre un contraste frappant avec la chaleur du milieu du jour. Fodéré, dans son *Traité du goître et du crétinisme*, constate aussi le même fait. Mais ces auteurs ne tirent pas de ces prémisses toutes les conséquences qu'elles comportent.

Pour nous, la résultante de cette variabilité dans les températures diurne et nocturne de la vallée est la formation au milieu du jour d'une grande quantité de vapeur d'eau, et une précipitation correspondante durant la nuit de ces mêmes vapeurs sous forme de serein et de rosée. La conséquence de ce phénomène physique est très claire, en même temps que les gouttelettes de rosée, se dépose la matière toxique sur les corps qui sont plongés dans cette atmosphère dangereuse; de là l'imprégnation des organismes par l'agent producteur du goître et du crétinisme.

On a signalé la contamination plus fréquente des villages situés au point de réunion de deux vallées; de ceux encore qui, assis dans la vallée principale, reçoivent de l'humidité et de la fraîcheur d'une gorge voisine qui opère sa jonction avec la première.

Ici encore le jeu des températures et des précipitations de vapeurs nous donne la résolution du problème. Lorsque deux vallées se rencontrent, à cause de leur direction et de leur exposition différente, il en résulte le mélange de deux couches d'air inégalement chauffées, et, en définitive, un abaissement de température de la masse totale; si les couches d'air sont saturées d'humidité ou voisines du degré de saturation, la précipitation d'eau est fatale. L'effet produit est bien plus assuré si l'une des vallées est une gorge d'érosion fort étroite, ne recevant presque pas de soleil, par conséquent fraîche et suintante d'humidité.

Pour citer des exemples, je n'ai vraiment que l'embarras du choix : Allevard, bâti au débouché de la gorge du Bréda; Sassenage, dans une position analogue par rapport au Furon; dans le Valbonnais, Entraigues, au confluent de la Bonne et de la Marsanne; la Chapelle-en-Valjouffrey, assise sur le Bérengé, près du défilé de Valsenestre. Enfin, nulle part peut-être les torrents ne sont aussi nombreux que sur la rive gauche de l'Isère, entre Grenoble et Pontcharra. Sur ce parcours de quarante kilomètres, on rencontre plus de vingt cours d'eau torrentiels, débouchant par des gorges étroites qu'ils ont creusées dans les calcaires schisteux du lias. Les villages de Pontcharra, Goncelin, Tencin, Brignoud, Lancey, Domêne et plusieurs autres sont construits au point où ces torrents débouchent dans la plaine. Or, tous ces villages ont été pendant longtemps la terre classique du goître et du crétinisme.

C'est encore l'humidité qu'il faut invoquer dans les pays qui ne sont pas vivifiés par les rayons du soleil pendant plusieurs mois de l'année ou durant plusieurs heures du jour. La partie de la vallée qui est à l'ombre est plus froide, la couche d'air qui chemine en suivant la pente du sol au contact de cette partie rafraîchie, laisse précipiter de l'humidité suivant qu'elle est plus ou moins saturée de vapeur d'eau.

Je ne nie pas l'influence salutaire de la lumière solaire sur l'organisme humain, au même titre que son action bien connue sur les plantes qu'elle pare des plus vives couleurs, mais au point de vue du sujet qui m'occupe, je pense que l'absence de soleil agit plutôt par l'humidité qu'elle entraîne que par l'étiolement partiel qu'elle inflige aux populations privées de ses rayons.

Mais, dira-t-on, le goître et le crétinisme existent ailleurs que dans les vallées des montagnes, ils ont été retrouvés dans les pays de plaine, dans les environs d'Elbeuf, dans le Rouergue, la Limagne d'Auvergne, le Soissonnais, M. Grange prétend même que le goître est endémique dans toute notre frontière orientale, depuis le département du Nord jusqu'à celui du Var. On peut, en face de ces assertions, se demander si les causes de la dégénérescence dans la plaine sont bien les mêmes qu'à la montagne.

Je réponds hardiment que oui. Lorsque le goître et le crétinisme ont élu domicile dans la plaine, l'affection se cantonne sur les rives d'un fleuve ou dans les délaissés marécageux qui le bordent.

« Dans les plaines de Saluces, de Coni, disent les membres de la Commission sarde, les villages où le crétinisme est endémique sont aussi bâtis sur le bord de quelque rivière, comme Castelleto, la Magdeleine sur la Stura, Lagnasco, Scarnafiggi, Villeneuve, Monasterolo sur les différentes branches de la Varaita. Ils sont tous environnés d'immenses prairies couvertes d'arbres et continuellement plongées dans une atmosphère humide. » Et ailleurs, page 78, en parlant des mêmes plaines, les savants auteurs ajoutent : « On y rencontre un très grand nombre de goîtreux et de crétins, et surtout de vrais crétins. Il faut bien observer que les uns comme les autres sont en grand nombre dans les habitations les plus exposées aux exhalaisons torrentielles et les plus mal construites. A Castelleto-Stura, cette différence est tellement notable, que la partie du pays la plus élevée et la plus éloignée du torrent est tout à fait exempte de crétins et de goîtreux, tandis que les maisons qui sont plus bas, sur la Stura, en sont peuplées. »

Ces observations ne sont-elles pas un éloquent plaidoyer en faveur de mon opinion? Il en ressort, en effet, que dans la plaine, comme dans la montagne, pour que le goître et le crétinisme apparaissent, il est nécessaire qu'il règne dans l'air un certain degré d'humidité. Cette humidité est comme le support du miasme spécial sans lequel celui-ci ne peut pas exister. Est-il nécessaire d'ajouter que l'humidité sans miasme n'engendre ni le goître, ni le crétinisme, mais bien les maladies qui sont le propre des climats froids et humides, tels que les scrofules, les rhumatismes, les tubercules, etc. ?

On n'en finirait pas de citer des exemples de la coexistence de l'humidité de l'air avec le goître et le crétinisme. Il s'est pourtant tout récemment produit un écrit, fort bien fait d'ailleurs (1), qui récuse dans le Briançonnais l'association nécessaire que j'invoque ici. Pour l'honorable auteur, « le goître et le crétinisme sont dus à des perturbations profondes et fréquentes de la respiration et de la circulation. Ces perturbations ont pour cause essentielle le passage brusque et fréquemment renouvelé d'une température froide à une température très élevée, et *vice versâ*. » Mais je le demande à M. Chabrand, la résultante de ces transitions brusques de température n'est-elle pas précisément la production dans l'air d'un certain degré d'humidité?

L'influence des hauteurs sur la disparition du goître et du crétinisme me paraît aussi démontrer le rôle que joue l'humidité dans la genèse de la maladie.

(1) *Du goître et du crétinisme endémiques et de leurs véritables causes*, par le Dr Chabrand.

On admet généralement qu'à 1,200 mètres au-dessus du niveau de la mer, le crétinisme disparaît ; on admet également que l'étendue de la zone goîtreuse est beaucoup plus considérable que celle du crétinisme, qui descend moins bas et s'élève moins haut. C'est de Saussure qui a fait le premier cette remarque dans son voyage aux Alpes, en 1796. Elle est encore généralement vraie de nos jours.

Cependant, dans certains cas, cette limite est dépassée. Ainsi, la Commission sarde cite comme infectées de crétinisme les localités suivantes : Montaimont, en Maurienne, qui a 1,151 mètres de hauteur ; Bramans, qui en a 1,256 ; Notre-Dame-du-Villard, 1,304 ; le Mont-Cenis, 1,382 ; Albiez-le-Jeune, 1,384 ; Aussois, 1,498 ; Mont-Pascal, 1,553, et Albiez-le-Vieux, 1,566 mètres. Sous d'autres latitudes, on rencontre des goîtreux et des crétins à la hauteur de 4,300 mètres, dans les Cordillières, et surtout dans l'Himalaya, où Victor Jaquemont en a vu dans le village de Dittinghurt, qui est situé à 4,700 mètres. Mais ces exceptions, dont il serait peut-être possible de trouver la raison sur les lieux, ne détruisent pas la règle.

Il est certain qu'il existe, dans les principales chaînes de montagnes, une zone qui varie suivant les latitudes et qui jouit d'une immunité relative. Ainsi, dans la vallée du Valbonnais, le maximum d'intensité du goître et crétinisme sévit sur les villages de Valbonnet, Entraigues et la Roche, dont l'altitude ne dépasse pas 900 mètres. Tandis que les villages de Chantelouve, de Valsenestre et du Désert sont à peu près indemnes de la maladie; ils se font, au contraire, remarquer par le bon état de santé et l'intelligence de leurs habitants.

Dans la vallée de Lavaldens, qui est voisine de celle de Valbonnais, les conditions analogues s'observent: infection considérable des villages de la Valette, des Éverras et d'Oris, situés entre 900 et 1,000 mètres d'altitude; sanité complète des hameaux de la Morte, à 1,300 mètres.

C'est qu'à Chantelouve, comme à la Morte, le pays est plus ouvert à l'air et à la lumière; les torrents de moindre importance, à cette hauteur, n'entretiennent pas dans l'air le degré élevé d'humidité qu'on observe plus bas. Aussi le type des habitants est-il celui de la race intelligente, agile et forte, dont les écrivains aiment à doter la race montagnarde dans leurs écrits.

Plus bas, les villages, comme Valbonnet, Entraigues, la Valette, protégés contre les vents froids par les hauteurs dominantes, réchauffés par les rayons du soleil que concentre la coupe de la vallée, recouverts d'une magnifique parure de végétation, sont lentement empoisonnés par le miasme que l'immobilité de l'air retient prisonnier dans les bas-fonds.

Les villages bâtis dans ces dernières conditions sont la terre promise du crétinisme, et « ce qui ajoute à l'étonnement qu'on éprouve devant cette dégénérescence, c'est le contraste de la force et de la vie que la nature déploie dans les vallées où elle apparaît; autour d'elle, la terre jette une végétation puissante, la couvre de plantes colossales; les châtaigniers et les noyers aux rameaux vigoureux et sains, les vignes, les cultures et les forêts échelonnées sur les deux versants, forment un cadre magnifique au fond duquel se meut lentement la triste ébauche humaine. » (*La Savoie depuis l'annexion*, par Hudry-Menos.)

Il est temps d'en finir avec le rôle de l'humidité de l'air dans la production du goître et du crétinisme. Il est possible de juger de son importance par cette considération que là où l'endémie crétinique est plus intense, l'état hygrométrique de l'air s'accuse davantage aussi, et *vice-versâ*. Il est donc vrai que le miasme générateur du goître et du crétinisme, comme l'effluve paludéen, existe en suspension dans la vapeur d'eau contenue dans l'air, et que, pour l'atténuer ou le détruire, il faut diminuer ou supprimer les sources de cette vapeur.

LES EAUX POTABLES.

Dans mon opinion, les malheureuses populations goîtreuses et crétines ne respirent pas seulement le poison, elles le boivent encore.

Personne n'ignore que les eaux potables ont joui longtemps du privilége exclusif de donner naissance au goître et au crétinisme. Les chimistes se sont évertués à chercher dans leur sein la substance coupable ; ils ont tour à tour accusé les sels de chaux, de magnésie, leur privation d'oxygène, d'iode, et chaque fois des observations contradictoires sont venues qui ont ruiné leur théorie. M. Bouchardat, qui a longtemps lutté pour faire prédominer en étiologie la présence des sels calcaires et séléniteux, s'adresse aujourd'hui aux matières organiques trop abondantes qu'elles peuvent contenir. C'est un pas fait vers l'opinion que j'ai l'honneur d'émettre. Enfin, Son Ém. le cardinal Billiet, de Chambéry, persuadé que l'eau joue le principal rôle dans l'étiologie du crétinisme, et ne pouvant mettre positivement la main sur le principe morbigène, finit par pressentir qu'elle contient *en dissolution ou en suspension une substance nuisible qu'il ne peut déterminer.* Nous sommes bien près de nous entendre avec le vénérable prélat.

L'eau est indispensable à l'entretien de la vie, elle est la base de notre organisation, elle fait partie intégrante de nos tissus, de nos humeurs. Une certaine quantité de cette eau se dégage à chaque instant du sein de l'organisme par les perspirations cutanée et pulmonaire, par les selles, les urines, etc. Il est donc utile qu'à chaque instant une quantité nouvelle soit introduite pour réparer ces pertes. Or, cette eau incessamment introduite dans l'organisme, circulant partout, si elle charrie le principe producteur du goître, expose les populations qui en font un usage habituel à subir une infection incessante. Mais l'agent toxique qui produit le goître et crétinisme peut-il exister dans les eaux? Je n'en doute pas. J'ai dit que le miasme habitait de préférence les lieux humides où l'air est frais et stagnant, qu'il exerçait d'autant mieux son action, que par le jeu régulier des températures, il y avait une production plus abondante d'humidité sous forme de serein et de rosée. Dans ce cas, l'eau sert de véhicule au principe générateur du goître et crétinisme. Dès lors, serait-il bien hardi d'admettre que les sources qui cheminent dans les terrains producteurs du miasme se chargent à leur tour de ce même principe délétère et deviennent par là des agents de propagation presque aussi actifs que l'air? Qui ne sait que l'eau des marais peut engendrer la fièvre intermittente? Aussi est-il recommandé aux populations d'éviter, comme boisson aqueuse, l'emploi de l'eau qui provient des marécages avant de la soumettre préalablement à l'ébullition et à l'aération, ou mieux encore à la filtration sur le charbon animal.

Des villages assis sur les alluvions anciennes, situés à un niveau relativement élevé et dans d'assez bonnes conditions d'hygiène, renferment cependant bon nombre de goîtreux et quelques crétins. Pour la détermination de la cause de l'endémie dans ces villages, on ne peut invoquer que la qualité de l'eau potable qui filtre dans les sables et galets des alluvions et se charge pendant ce temps-là de l'agent délétère. Aussi depuis que, pour avoir des eaux plus abondantes, les habitants poursuivent davantage les veines liquides, afin de réunir les différents filets, leur contact avec les alluvions étant moins prolongé, on a remarqué que les cas de goître étaient moins nombreux. Comme exemples de ces faits, je peux citer les villages d'Oris, de Siévoz, Roison, Crozet, Ponsonnas, les Méarotz, la Salle, les Marcous, Quet,

Pâquier, Cordéac, Saint-Sébastien, tous situés dans le bassin du Drac et bâtis sur les alluvions anciennes de ce torrent ou de ses affluents.

Les conséquences à tirer de ces faits sont faciles à déduire : les populations qui feront usage d'eaux de source, traversant des alluvions anciennes ou modernes, ou bien d'eaux stagnant au milieu de ces alluvions, comme celles de puits, seront plus exposées que d'autres, toutes conditions égales d'ailleurs, à contracter la fatale dégénérescence.

Il m'est précieux de recueillir quelques assertions d'auteurs autorisés et qui témoignent dans le sens de mes idées :

« J'ai vu des communes de la vallée de l'Isère où les goîtres sont plus volumineux en hiver, lorsque les eaux sont prises dans des sources ou des puits, qu'en été, lorsque les habitants s'abreuvent dans les ruisseaux alimentés par les fontes des neiges ou des glaciers. » (Niépce, *Traité du goître et du crétinisme*, tome II, page 37.) Et plus loin : « C'est ainsi que je m'explique pourquoi les habitants d'un hameau d'Arvillard voient leurs goîtres diminuer en été, tandis qu'ils augmentent en hiver. En hiver on puise l'eau dans une mauvaise source qui sort à quelque distance des habitations et qui ne contient pas d'iode, tandis qu'au printemps et en été on puise l'eau à un torrent qui descend de la montagne. » (Niépce, loc. cit., tom. II, page 57.)

« A Reims, dès qu'on eut substitué aux eaux de puits celles de la petite rivière de Vesle, le nombre des goîtreux et des scrofuleux, si considérable chez ses habitants, diminua sensiblement. » (Lugol, *Leçons cliniques*, M. Chabrand, page 35.)

« A Genève, dit M. Vicat, vétérinaire, avant que nous fussions dotés d'une machine hydraulique qui envoie l'eau courante du Rhône à une demi-lieue à la ronde, les cours de toutes les maisons étaient pourvues de pompes; celles d'une rue étaient tout particulièrement connues et très recherchées en été, à cause de la fraîcheur de l'eau. Les médecins ont pu remarquer (je tiens cela du docteur Coindet) que tous ceux qui buvaient de ces eaux, surtout lorsqu'ils avaient chaud, ne tardaient pas à présenter le goître. Depuis une trentaine d'années, ces pompes ont été abandonnées ou enlevées; aussi le goître est-il devenu considérablement plus rare. » (*Journal de médecine vétérinaire de Lyon*, janvier 1863, M. Chabrand, page 58.)

Je n'en ai pas fini avec les citations. Ferrus accorde, en étiologie du goître, une grande influence aux eaux traversant des prairies ou des terrains cultivés; il s'exprime ainsi à la page 72 de son Mémoire lu à l'Académie de médecine :

« Dans un établissement public, voisin de Paris, le goître après s'être montré à plusieurs reprises autrefois, et avoir disparu pendant de longues années, sans que l'on ait pu apprécier la cause de son développement et de sa disparition, a reparu subitement et a atteint, bien qu'avec peu d'intensité, une vingtaine de sujets. Cette réapparition semble avoir coïncidé avec la consommation dans l'établissement d'eaux provenant d'un puits artésien, ou tout au moins de celle en usage dans cette localité, et qu'on avait cessé de prendre à la Seine, qui contient de l'iode, ainsi que l'a démontré M. Chatin. »

« Je visitai, dit ce savant observateur, pour la première fois en 1841, le village d'Andressein ; il est assis au fond d'une vallée, sur un sol d'*alluvion*, au confluent de deux torrents, le Lez et la Bouigane. Ce dernier est appelé aussi ruisseau de la Belle-Longue.

» Andressein est en partie recouvert de grands arbres qui interceptent les rayons solaires, et s'opposent d'une manière très marquée à l'introduction libre de l'action salutaire des vents qui pourraient y parvenir. Le curé, homme instruit, né dans le pays, m'assura que la vallée où est situé Andressein est constamment recouverte de vapeurs assez épaisses pour qu'elles puissent être aperçues de la ville voisine. Les fruits, de belle apparence, y mûrissent, mais ils sont aqueux et ne sauraient se conserver. Le sel comme le tabac y est toujours imprégné d'eau, et les bois de construction se recourbent dans cette atmosphère humide.

» Des deux torrents, l'un, le Lez, qui part de la vallée de Biros, donne à la consommation une eau claire, attrayante et salubre, l'autre, la Bouigane, qui, avant d'atteindre Andressein, traverse la vallée à laquelle la durée de son parcours et la magnificence de ses prairies ont valu le surnom de Belle-Longue, est loin d'offrir une égale limpidité ; ses eaux dont le cours est infiniment moins rapide que celles du Lez et s'écoulent sur un fond schisteux, sont louches, troubles, et pendant l'été presque tièdes ; elles contractent en peu de temps, dans les vases de terre où on les renferme, une saveur vaseuse très prononcée, et elles semblent fades lorsqu'on les boit dans leur lit même.

» Suivant la proximité, les habitants consomment indifféremment l'eau de ces deux rivières ; mais les plus intelligents d'entre eux n'emploient dans aucun cas, pour boisson, les eaux de la Bouigane. Ajoutons qu'il est reconnu par une observation populaire et constante, que les truites qui en proviennent sont moins savoureuses, moins fermes et moins estimées que celles du Lez ; elles diffèrent même par leur aspect extérieur.

» La différence remarquée dans la qualité du Lez et de la Bouigane, et dans la valeur respective des poissons qu'on y pêche, m'a été expliquée d'une manière satisfaisante par l'examen des localités.

» La Bouigane, je l'ai dit, traverse la Belle-Longue, fertile vallée, toute couverte de prairies. Ces prairies, qui nourrissent de nombreux animaux, sont constamment arrosées par les eaux qui descendent de la montagne pour se perdre dans la rivière après avoir séjourné sur ces prairies ou les avoir sillonnées par un écoulement peu rapide ; aussi n'arrivent-elles au confluent des deux cours d'eau que chargées de vase, de débris végétaux et de particules animales putréfiées.

» Andressein est incontestablement le village de toute la vallée le plus maltraité par le goître et le crétinisme ; j'ai pu y recueillir l'observation très détaillée de plus de vingt individus très avancés dans le genre de dégradation qui nous occupe, et j'ai spécialement insisté sur les conditions relatives à la nature et à la distribution des eaux dans ce village, parce qu'on y remarque une particularité faite pour corroborer l'opinion des auteurs qui regardent, comme très importante dans la production du goître et du crétinisme, la composition des eaux dont les populations font habituellement usage. J'ai été, je l'avoue, frappé du rapport qui existait ici entre l'emploi d'eaux plus ou moins pures, et l'absence, la rareté ou le développement excessif de ces deux maladies.

» A Andressein, en effet, la partie du village située sur les bords de la Bouigane semble évidemment moins salubre que celle placée en regard de Castillon et occupant les bords du Lez. La population riveraine de la Bouigane, qui fait presque exclusivement usage de ces eaux, m'a paru en général plus chétive et d'un aspect plus souffreteux que celle qui habite la partie opposée du village; on y rencontre plus de goîtreux et un plus grand nombre de crétins. » (Ferrus, *Mémoire sur le goître et le crétinisme*, M. Niépce, tome II, page 73).

Il est inutile de faire ressortir l'importance des observations faites par des auteurs aussi autorisés que ceux que je viens de nommer. Il en ressort que, dans certains cas, la cause du goître et crétinisme ne peut être recherchée que dans les eaux potables; que c'est en lessivant certains sols, en séjournant dans leur sein, que les eaux acquièrent la funeste propriété de dégénérer la race humaine. Or, chacune des substances minérales invoquées jusqu'ici comme cause du goître et crétinisme ont été successivement déboutées de cette prétention, il ne reste donc qu'à s'adresser à ce principe intoxicant, à cette sorte de virus que nous venons de voir empoisonner l'air des vallées, et qui, très probablement, infecte également l'eau qui sert à la boisson.

Sans doute l'agent septique se traduit dans l'eau, comme dans l'air, par la présence d'une matière organique particulière. Nous trouvons, en effet, dans l'ouvrage de M. Nièpce, tome I, page 384, l'analyse de deux sources à Coise, dont une produit le goître et l'autre le guérit.

« Elles jaillissent toutes les deux dans un sol composé de couches de sable, de cailloux roulés, alternant avec des bancs de marnes argileuses reposant sur les calcaires schisteux noirâtres du lias.

» La première source, à laquelle on attribue la propriété de donner le goître, contient, sur 1,500 grammes d'eau :

	gram.
Carbonate de chaux	0,249
Sulfate de chaux.	0,073
Chlorure de calcium	0,013
Matières organiques. . .	quantité indéter.
	0,335

» La seconde, qui guérit le goître, dit-on, est composée, sur 1,500 grammes, de :

	gram.
Carbonate de chaux	1,020
Sulfate de chaux.	0,041
Chlorure de magnésium.	0,052
Chlorure de sodium	0,042
Fer	traces
Total.	1,155

» Serait-ce à la présence du fer que l'on doit attribuer à cette eau la propriété de guérir le goître? »

Je ne sais, mais c'est très probablement à la présence de l'agent infectant contenu dans la matière organique que la première source doit la malheureuse propriété de le produire.

Je crois d'autant plus à la triste efficacité de la matière organique dans la genèse du goître que je la retrouve dans l'analyse de tufs provenant de sources qui ont la réputation de donner le goître.

J'emprunte encore ces analyses au bon livre de M. Niépce, tome I, page 410. Les voici telles qu'elles ont été données par M. Bonjean, chimiste très distingué de Chambéry :

Tuf de Montvernier.

	gram.
Carbonate de chaux	0,949
Carbonate de magnésie. . . . . . }	
Sulfate de magnésie . . . . }	0,017
Sulfate de chaux . . . . }	
A reporter. . . .	0,966

	gram.
Report.	0,966
Oxyde de fer.	0,010
Silice	0,004
Eau et matière organique.	0,020
Total.	1,000

Tuf de Villars-Clément.

	gram.
Carbonate de chaux	0,936
Carbonate de magnésie. . . . . . ⎫ Sulfate de magnésie . . . . ⎬ Sulfate de chaux. . . . . ⎭	0,007
Oxyde de fer	0,017
Silice.	0,030
Eau et matière organique	0,010
Total. . . .	1,000

Tuf de Laissaud.

	gram.
Carbonate de chaux.	0,961
Carbonate de magnésie . . . . . ⎫ Sulfate de magnésie. . . . . . . ⎬ Sulfate de chaux. . . . . ⎭	0,008
Oxyde de fer.	0,018
Silice.	0,007
Eau et matière organique.	0,006
Total.	1,000

On m'objectera sans doute que la présence d'une matière organique dans une eau potable ne suffit pas pour entraîner sa malfaisance, que les eaux les meilleures en contiennent jusqu'à plus d'un centigramme par litre. Je réponds à cette objection qu'il ne suffit pas, il est vrai, que l'analyse chimique décèle dans une eau potable l'existence d'une matière organique pour en inférer à sa qualité infectante, mais qu'une eau suspecte étant donnée, si l'analyse y découvre de la matière organique, il est permis, vu le mode de développement des fermentations végétales, d'en inférer la présence du virus spécial au sein de cette matière.

De quelle façon les eaux se chargent-elles de la matière toxique? La trouvent-elles toute formée dans le sein des alluvions, ou bien se forme-t-elle au fur et à mesure de leur passage? Je penche vers cette dernière hypothèse.

En effet, dans les couches profondes des alluvions anciennes, il règne une température constante en même temps qu'il y existe des débris d'anciens végétaux; qu'un filet d'eau venant de la surface les traverse, entraînant de l'air, la fermentation végétale se prononce, et le virus qui en est la conséquence se suspend dans le liquide, chemine avec lui et l'accompagne dans son retour à niveau et ses diverses distributions sur le sol.

LES MURS DES HABITATIONS.

Jusqu'ici j'ai passé en revue les deux modes principaux de propagation du poison crétinique, l'air et l'eau; il en est un troisième, fort important encore, qui n'est, en quelque sorte, que le corollaire des précédents, et que je tiens à signaler tout particulièrement, c'est l'intoxication par les murs mêmes des habitations.

Si l'on a pu dire de certains villages ou de certains quartiers qu'ils étaient des nids de goîtreux et de crétins, cela tient, indépendamment des autres conditions, au vice de construction de la plupart des maisons, cela tient aussi à la mauvaise qualité des matériaux qui les forment. Pour quiconque s'est occupé du goître et du crétinisme, il ne fait pas douter que les habitants les plus frappés de la maladie sont ceux dont les demeures sont enfouies dans le sol, de manière à les préserver le mieux possible des rigueurs de l'hiver ou des ardeurs de l'été. Ce singulier calcul qui est encore étayé par l'établissement de rares ouvertures presque toujours closes, entraîne, comme conséquence rigoureuse, toutes les mauvaises conditions hygiéniques que j'ai signalées dans les vallées infectées: air humide, frais et stagnant; conséquence aggravée par l'air confiné et vicié par les émanations animales. Un pareil repaire, dans une contrée d'ailleurs contaminée, réunit au plus haut degré toutes les circonstances propres à développer le goître et crétinisme.

Il y a plus, observez de près les murs de semblables habitations, vous les trouverez suintant l'humidité de toutes parts, salpêtrés, atteints de la véritable lèpre des murs, et répandant une odeur nauséabonde de moisissure que je ne serais pas éloigné de prendre pour une odeur *sui generis*. Je me souviens, à ce propos, que je rencontrai, l'an dernier, aux portes d'Allevard, un tombereau chargé de platras provenant de maisons en démolition, il s'en échappa, au moment où on le vidait, une odeur écœurante qui me rappela aussitôt l'odeur ressentie aux abords des quartiers les plus frappés par la dégénérescence.

Poursuivez vos investigations, vous remarquerez que les matériaux qui servent aux constructions sont détestables: ce sont de mauvais calcaires le plus souvent, comme dans la vallée d'Allevard, fortement argileux, de sorte qu'ils sont mouillés durant la bonne moitié de l'année. La chaux qui masquerait une partie de cette humidité fait absolument défaut dans les demeures que je signale, à peine s'en sert-on pour lier grossièrement les pierres, mais on n'en revêt ni les faces extérieures ni les faces intérieures des murs.

Supposez une douzaine de ces barraques adossées les unes aux autres, situées de manière à ne recevoir que quelques rares rayons de soleil, échelonnées le long d'un ruisseau qui sert, il est vrai, aux premiers besoins de la vie, mais qui maintient les parois des habitations dans un état constant d'humidité; entassez dans un espace de quelques mètres carrés bêtes et gens, respirant un air vicié et insuffisant, et vous aurez devant les yeux la terre promise du goître et du crétinisme.

C'était là, sans doute, la misérable condition où se trouvait tout un côté d'une rue d'Allevard, ainsi qu'il ressort de la note de M. Chataing. A cette époque, qui ne remonte pas à plus de trente ans, les maisons de la rue Charamil qui longe le Flumet étaient peuplées de goîtreux et de crétins, tandis que le côté opposé, dont les maisons n'étaient pas enterrées, qui était mieux bâti, plus aéré, et recevait les rayons du soleil levant, n'avait pas d'individus atteints de crétinisme. Depuis que la création d'un établissement thermal a amené une certaine aisance dans le pays, ce côté infecté de la rue Charamil a été totalement reconstruit et il ne s'y produit plus de crétins.

Dans d'autres maladies, *produites par un miasme spécial*, l'empoisonnement des murs est un fait scientifique bien établi. « Les murs se chargent peu à peu d'émanations animales qui les pénètrent à une certaine profondeur ou adhèrent légèrement à la surface. Autrefois on exploitait cette propriété pour l'industrie du salpêtre. Pour se débarrasser de ces substances, qui peuvent être des miasmes puerpéraux dans les maternités, il faut enlever de temps en temps la couche superficielle et blanchir à la chaux. Cette opération dans les établissements bien organisés, en Allemagne, par exemple, se fait deux fois par an. On a adopté dans quelques-uns les murs stuqués qui peuvent se laver fréquemment.

L'influence de la propreté des murs est depuis longtemps connue. En 1790, le docteur Clarke, de

Dublin, fit cesser les épidémies en peignant et badigeonnant les murs. Robert Collins, en 1829, obtint les mêmes résultats. Peu à peu, sous l'influence d'une occupation permanente, dit M. Hervieux (*Gazette médicale*, 1865), il se fait *un empoisonnement chronique* d'une salle et les *murs eux-mêmes* deviennent malades. » (*De l'hygiène des maternités*, par le docteur Delore).

Il se passe probablement dans les repaires du goître et du crétinisme quelque chose de semblable à ce qui a lieu dans une salle d'hôpital, avec cette différence que la misère et l'apathie des habitants conservent indéfiniment chez eux la lèpre des murs, tandis que l'administration riche et éclairée d'un hôpital ne recule devant aucun sacrifice pour assainir ses salles.

M. Bouley, rendant compte à l'Académie de médecine, dans la séance du 12 mars 1867, de sa mission pour étudier le typhus des ruminants en Belgique, en Hollande et dans la Prusse rhénane, après avoir décrit les immenses hécatombes de bestiaux destinées à éteindre les foyers principaux de l'épizootie, insiste sur les mesures prises à propos des lieux contaminés : « Les étables d'Hasselt furent soumises à un nettoyage aussi complet que celui des écuries d'Augias ; le fumier fut enfoui profondément dans les champs, les fourrages furent brûlés, les boiseries, les murs, les plafonds grattés, passés au feu, lavés à la chaux et purifiés par l'acide phénique. A notre arrivée, la transformation était telle, qu'on se serait cru dans une salle de bal ou de festin. »

S'il n'eût pas paru aux hommes compétents que

les étables peuvent, dans ces cas, recéler le miasme typhique, on n'eût certainement pas imposé aux propriétaires des sacrifices aussi coûteux.

Les Hébreux allaient plus loin en matière de prophylaxie lépreuse : « D'après le *Lévitique,* non-seulement les vêtements et les murs transmettaient la lèpre (*contagio à parietibus in homines irrumpebat,* Lorry), mais, chose qu'il ne faut pas perdre de vue, ils pouvaient eux-mêmes la contracter. Dans les cas graves, les vêtements étaient brûlés et les maisons démolies sur l'ordre des prêtres chargés de la prophylaxie et faisant l'office de conseil d'hygiène et de commission des logements insalubres. » (*Nouvelles conjectures sur la maladie de Job*, par le docteur J. Rollet).

Je citerai dans la seconde partie de ce travail des villages où la dégénération crétinique s'est notablement amendée, où elle a même disparu, par le seul fait d'incendies considérables qui ont forcé les habitants à renouveler en entier les matériaux de leurs maisons et à élever d'autres constructions à nouveaux frais.

En face de pareils faits, il ne sera possible à personne, j'espère, de nier la contamination des parois murales par des germes infectants, qu'ils soient de nature subtile, comme les miasmes, ou de genre parasitaire, comme ceux qui engendraient autrefois la lèpre hébraïque.

CHAPITRE IV.

Causes prédisposantes ou secondaires du goître et du crétinisme.

L'admission d'une cause spéciale de goître et de crétinisme qui prend naissance dans les alluvions anciennes et modernes, se répand dans l'air, se dissout dans les eaux, s'insinue jusque dans les murs des habitations, ne m'empêche pas de reconnaître l'importance d'autres causes qui sont secondaires, prédisposantes, et qui doivent compter pour beaucoup dans l'étiologie de la maladie. J'avoue même plus : je suis persuadé que l'agent infectieux, sans le secours de ces dernières causes, passerait le plus souvent inaperçu et ne produirait pas ses fâcheux effets.

Ainsi tous les auteurs, en étiologie goîtreuse, insistent sur l'humidité de l'air, sa stagnation, les variations diurnes et nocturnes de la température des vallées. Je le demande, après ce que j'en ai dit, ne sont-ce pas là les conditions capitales de l'existence du miasme? Reviendrai-je sur le rôle des eaux qui charrient le poison, sur celui des habitations malsaines? Ce sont cependant tout autant de causes secondaires sans lesquelles la cause spéciale qui les domine ne pourrait se manifester.

L'admission d'un miasme crétinique est moins la négation des causes qui ont été invoquées jusqu'ici que le lien qui doit les unir et les coordonner suivant leur ordre d'importance.

Si j'avais à classer les causes secondaires, prédisposantes du goître et crétinisme, j'en admettrais de deux sortes: les unes générales, les autres individuelles.

Les causes générales agissant sur tous les individus soumis à leur action se diviseraient en causes directes et causes indirectes.

Causes générales directes. — Nous les connaissons déjà et nous les avons passées en revue en étudiant les conditions de développement et d'existence de l'effluve du goître et crétinisme; elles ont leur raison principale dans l'humidité de l'air et comprennent la configuration du pays, la stagnation et la fraîcheur de l'air, les alternatives diurnes et nocturnes de la température, l'assise des villages au point de réunion de deux vallées ou à l'entrée d'une gorge, l'altitude de la contrée. Je viens, dans la mesure de mes forces, de parcourir l'interprétation de chacune de ces causes et de donner la raison uniforme de leur mode d'action.

Il me reste à examiner les causes prédisposantes indirectes.

Causes générales indirectes. — Celles-ci, qui ont un cachet moins spécial, rentrent dans le domaine banal des causes antihygiéniques; examinées en détail, elles pèsent peu dans le contingent étiologique de la maladie, mais, réunies en faisceau, leur apport est considérable. Leur caractère commun est de préparer le terrain au sein des populations et des organismes à la bonne germination de l'agent septique qu'elles vont recevoir. Ce sont toutes des causes débilitantes physiques et morales, telles que mauvaise alimentation, misère, inertie intellectuelle des habitants, mauvaise direction dans l'instruction et l'éducation des enfants.

De l'alimentation. — L'homme, obligé de réparer les pertes qu'il subit chaque jour par les excrétions ou les secrétions, ainsi que par la production incessante d'une certaine quantité de calorique, ne peut y subvenir que par la respiration et la digestion. L'absorption de l'oxigène est le fait de l'acte respiratoire. Quant aux aliments et aux boissons, ils ont à accomplir des fonctions importantes et ils sont destinés à remplir les trois indications suivantes :

1° Fournir à l'économie une quantité d'eau suffisante pour tous les besoins de l'organisme;

2° Réparer les appareils et leur fournir des éléments organiques d'une composition analogue à ceux qui sont enlevés sans cesse par le travail de la nutrition interstitielle;

3° Fournir les éléments nécessaires à la production de la chaleur animale qu'ils dégagent lorsqu'ils sont brûlés par l'oxigène.

L'absorption de l'eau qui est introduite par les boissons atteint le premier but. J'ai dit le rôle capital que jouent certaines eaux dans l'étiologie du goître et crétinisme ; je n'ai pas à y revenir ici. Je me contente d'ajouter à quels caractères on reconnaîtra une eau de bonne qualité. Pour être bonne, l'eau potable doit être limpide, tempérée en hiver, fraîche en été, inodore et d'une saveur agréable ; tenir en dissolution une proportion convenable d'air, d'acide carbonique, et de substances organiques ; dissoudre le savon sous forme de grumeaux, et être propre à la cuisson des légumes secs. Il est désirable que l'eau potable ne renferme jamais, par litre, plus de soixante centigrammes de matières salines ou terreuses, ni plus de un centigramme de matière organique.

S'il est vrai que l'eau potable joue principalement le rôle de véhicule dans notre organisme, il n'en est pas moins certain qu'elle peut devenir un aliment par les sels qu'elle tient en dissolution. Les sels minéraux que l'eau est destinée à fournir à notre corps, sont abondants dans le sang, la bile, l'urine, etc., ils prédominent dans la charpente osseuse, et l'ingestion de l'eau potable est l'une des voies de distribution les plus naturelles de ces sels minéraux.

Mais il est des boissons, servant à l'usage de l'homme, qui, outre les matières minérales, contiennent des produits organiques toniques et excitants, comme le vin, le café, le thé, et qui, à ce titre, sont un aliment plus parfait que l'eau simple. Je suis obligé d'avouer que l'usage modéré de ces boissons est fort restreint dans les populations infectées de goître et de crétinisme. Ce n'est pas que le climat s'oppose à la production de l'une d'elles, le vin, mais la misère ou un intérêt mal entendu leur en interdisent l'usage. Il est en Savoie des vins de provenance de pays infectés qui sont excellents et qui ornent les tables somptueuses. J'en ai goûté moi-même dans le Valbonnais qui se boivent avec plaisir. Mais ces bons vins ne parent que par exception la table des gens du pays; ceux-ci ne se servent à l'ordinaire que de vins que le commerce n'admet pas. Dès lors, les services que cette boisson, éminemment salutaire, est appelée à leur rendre, sont singulièrement amoindris.

Je ne rappelle que pour mémoire les excès de vin et d'alcool auxquels se livrent quelquefois les paysans ; il ne viendra à l'esprit de personne de les invoquer autrement que comme une cause débilitante à ajouter à celles qui les prédisposent déjà au goître et crétinisme.

Quant au thé et au café, ces boissons, aussi salubres qu'agréables, je suis obligé d'avouer que leur usage dans les contrées crétineuses est absolument nul. Il résulte cependant d'un travail intéressant de M. de Gasparin que les populations qui prennent du café ont besoin d'une quantité moitié moindre de principes azotés que celles qui ne s'en nourrissent pas; résultat précieux, comme nous le verrons bientôt, pour des pays dont les produits végétaux sont la principale base de nourriture. Le café, toujours d'après M. de Gasparin, agirait alors en retardant les mutations d'organes, de manière à rendre moins fréquemment nécessaire l'introduction dans l'organisme des aliments réparateurs. Par-là se trouverait amoindrie, chez les populations qui ont besoin d'être prémunies contre le miasme crétinique, une cause puissante de débilitation, l'alimentation imparfaite que je vais aborder immédiatement.

Les aliments solides dont se nourrissent les habitants des contrées frappées de la dégénérescence crétinique, sont de nature animale et végétale. Les principes réparateurs des organes ou azotés sont plus répandus dans les premiers, les éléments destinés à entretenir la température normale du corps ou respiratoires sont plus abondants dans les seconds. On peut avancer, cependant, que les aliments végétaux sont la base de la nourriture des campagnes ; ils se composent de soupes aux légumes, de pain de seigle, de pommes de terre, de châtaignes et des derniers produits du laitage.

Je n'ai pas besoin de faire ressortir l'insuffisance de pareille alimentation végétale, qui peut tout au plus réparer les forces d'un anachorète, mais qui est incapable d'imprimer la vigueur nécessaire aux personnes qui se livrent à des travaux pénibles. Dans ces dernières conditions, la nourriture que chaque individu consomme par jour est énorme ; de là le développement considérable de l'abdomen, les digestions lentes et laborieuses, qui rendent le paysan engourdi, inerte et incapable de lutter contre les causes de maladie qui l'entourent.

Les aliments de nature animale ne sont pas

mieux choisis; les viandes salées de porc et de chèvre en font les principaux frais. Quant à la viande fraîche de veau, de bœuf et de mouton, elle n'orne guère que les tables de cabaret. Le caractère principal de la viande de porc est sa digestibilité difficile; il faut sans doute l'attribuer au mélange intime de la graisse et des fibres musculaires, aussi bien qu'à la dureté et à la densité des fibres qui la composent. La viande de chèvre est tout aussi indigeste et moins nutritive que celle de porc; elle est sèche, relevée, d'un goût *sui generis*, auquel, à défaut d'habitude, on ne résiste pas. La salaison en contracte la fibre, la resserre et la rend plus dense et plus compacte, de sorte qu'après quelques mois de conservation cette chair présente la dureté du bois, circonstance qui n'est pas de nature à en rendre la digestion plus facile.

Il faut dire cependant que ces conserves satisfont l'appétit pour longtemps, mais elles sont mal supportées par les estomacs malades et en particulier par les sujets atteints de dyspepsie.

En somme, le régime habituel que je viens d'esquisser n'a rien qui puisse tenter un goût délicat, il est grossier et, de plus, insuffisant; ne nous étonnons donc pas de l'état de faiblesse générale des personnes qui le suivent, de leur impuissance à réagir contre le fatal poison qu'elles boivent et qu'elles respirent.

État de fortune. — Le bien-être matériel qu'entraîne avec lui l'aisance permet à ceux qui en sont pourvus de lutter avantageusement contre les causes qui prédisposent au goître et surtout au crétinisme.

L'homme bien partagé sous ce rapport peut se loger, se nourrir selon les meilleurs préceptes de l'hygiène, il reçoit de l'instruction et peut, par de fréquents voyages, se soustraire à la funeste influence des localités infectées ; mais il ne faut pas croire qu'il échappe toujours à la maladie des montagnes. Je connais dans des familles riches, et même opulentes, des membres qui ont manifestement le goître, et, plus que cela, une légère hébétude de l'intellect.

A plus forte raison les familles aisées des campagnes, qui ne vivent guère mieux que les familles pauvres, seront-elles communément frappées. Toutefois, ici comme en bien d'autres circonstances, c'est la classe malheureuse qui paye le plus large tribut. C'est elle, en effet, qui est constamment courbée sur le sol qui la tue, qui boit des eaux empoisonnées sans correctif d'aucune sorte, c'est elle, enfin, qui habite les repaires dont les parois suent de partout le goître et le crétinisme.

D'après la Commission sarde, les familles où l'on rencontre des crétins sont réparties comme il suit :

1/5e de familles aisées ; 1/5e de familles de moyenne fortune ; 3/5e de familles pauvres. Il est toutefois à remarquer que, dans les localités où le crétinisme n'est pas assez répandu pour imprimer un caractère spécial à toute la population, il n'y a guère de crétins que dans les familles misérables, et les familles aisées sont, dans ce cas, en général exemptes.

Inertie intellectuelle, instruction et éducation des enfants. — A la misère physique des classes pauvres, il faut ajouter la misère intellectuelle, qui agit dans le même sens. Le peu de développement dans les facultés de l'esprit chez les habitants des contrées crétineuses tient, tant à la nature de l'affection, qu'à l'isolement dans lequel ils vivent.

La topographie des lieux, dans les hautes vallées, ne se prête pas aux communications faciles, l'accumulation des neiges en hiver, le débordement des torrents au printemps et en automne, rendent l'entretien des routes trop coûteux pour certaines communes ; le manque presqu'absolu d'industrie agissant dans le même sens, il arrive que les moyens de viabilité entre les divers villages sont des plus défectueux. La difficulté qui résulte de cet état de choses dans l'échange des produits matériels retentit sur le moral des populations. Celles-ci, vivant dans le même milieu, occupées à des travaux qui sont toujours les mêmes, exercent leur esprit dans un cercle d'idées très restreint, d'où l'inertie intellectuelle.

On a remarqué que les villages les plus frappés sont ceux qui s'écartent du centre de mouvement, ainsi que les maisons reculées dont les habitants n'ont jamais de relations avec les étrangers. On ne saurait douter que cet état d'isolement, dont aucun événement ne vient rompre la monotonie, ne concoure avec d'autres causes à l'hébétude intellectuelle qui caractérise les populations crétines. Mais les conditions changent si les villages déshérités deviennent des lieux de passage par suite de l'établissement d'une route ; alors une certaine activité commerciale se développe, l'aiguillon du gain s'empare de ces natures apathiques, l'inertie intellectuelle est en partie vaincue. L'esprit des habitants se vivifie au contact des étrangers, il entrevoit des horizons nouveaux, il entre dans une sphère d'idées qui lui était inconnue, et l'aisance qui couronne ses efforts permet aux familles d'opposer une barrière plus forte aux envahissements de la fatale endémie.

La population féminine, la plus sédentaire, croupit surtout dans une ignorance absolue. C'est à elle cependant qu'est dévolue la charge, lourde et délicate en même temps, de favoriser l'évolution des jeunes intelligences par mille soins minutieux et éclairés. Inutile d'ajouter qu'elle n'y est nullement préparée. Faut-il s'étonner dès lors, par suite de l'abandon qui en résulte, que des enfants simplement prédisposés au crétinisme contractent la dégénérescence complète faute de soins intelligents ? Lorsque l'âge de fréquenter l'école communale arrive pour l'enfant, le mal est en partie irréparable, le contact des camarades, le dévoûment le plus patient de l'instituteur font avec peine jaillir de son cerveau atrophié quelques maigres étincelles.

Les saisons. — S'il est vrai que le goître et le crétinisme soient produits par un miasme particulier résultant d'une décomposition végétale, la saison la plus propice à la propagation de la maladie sera celle des fortes chaleurs, c'est-à-dire l'été et l'automne.

M. Chabrand nous appprend, en effet, que « le

goître diminue en hiver. Dans cette saison la température est constamment basse, et la population est pendant plusieurs mois dans un repos forcé. Les variations de température entre le jour et la nuit sont aussi beaucoup moins marquées que pendant l'été. » (Ouvrage cité, page 59).

M. Nièpce témoigne dans le même sens :

« La marche du goître n'est pas toujours la même, il ne fait pas des progrès continuels ; son développement est subordonné à certaines circonstances dont l'influence est bien marquée. Dans les hivers secs et froids, il disparaît, s'il est petit, mais il reparaît dès que les pluies du printemps arrivent, *et augmente pendant les chaleurs de l'été.* » (Ouvrage cité, tome I, page 63.)

C'est en été que dans les montagnes les écarts de température du jour et de la nuit sont le plus grands et le plus réguliers ; la chaleur étouffante de la journée fait place pendant la nuit à une fraîcheur quelquefois glaciale. Je n'ai pas à revenir sur le mécanisme de la diffusion diurne du miasme dans l'air et de sa précipitation nocturne avec le serein ou la rosée ; je me suis assez longuement occupé de ce phénomène physique, à propos de l'humidité de l'air des vallées. Qu'il me suffise de faire remarquer la nouvelle analogie de l'effluve crétinique avec celui qui s'échappe de la vase des marais. Chacun sait, en effet, que la fièvre paludéenne sévit dans la belle saison, non point en hiver, et que les individus qui s'exposent à la fraîcheur de la nuit dans une atmosphère palustre, sont plus sûrement et plus gravement frappés.

Causes individuelles. — Ces causes s'adressent à quatre chefs principaux, savoir : l'âge, le sexe, l'état sanitaire des individus, et l'hérédité.

Age. — On s'accorde généralement à reconnaître que les cas de goître congénital sont fort rares, M. Nièpce n'a pu en recueillir que deux exemples authentiques. Ce n'est ordinairement que vers l'âge de six à sept ans que le goître se développe :

« Il résulte des recherches nombreuses que M. Nièpce a faites, que sur les demandes adressées par lui à ce sujet aux curés de cent soixante-sept communes des Alpes, cent seize ont répondu que cette infirmité se manifeste après la naissance de six à vingt ans; sept ont assuré que le goître est congénital, et qu'il se contracte dans le sein de la mère, et les autres qu'en général le goître, qui n'existait qu'à l'état rudimentaire, prenait tout à coup son développement à la puberté, lorsque ses organes génitaux ont acquis tout leur développement, et chez les femmes au commencement de leur première grossesse. » (Nièpce, op. cit., tom. I, pag. 61).

D'ailleurs, aucun âge n'est précisément épargné. Fodéré raconte qu'il a été goîtreux dans sa jeunesse, que, guéri de son infirmité dans l'âge adulte en habitant un pays sain, il est redevenu goîtreux dans la vieillesse pendant son séjour à Strasbourg.

Rappelons ici l'exemple des troupes en garnison à Briançon, Mont-Dauphin et Embrun, qui contractent fréquemment le goître et ne s'en débarrassent tout à fait qu'après leur départ définitif de la contrée.

Je connais une femme de Quet, en Beaumont, qui a aujourd'hui cinquante ans ; depuis vingt ans elle sert comme domestique hors de son pays. Chaque fois qu'elle rentre chez elle pour y séjourner quelques mois elle devient goîtreuse; elle cesse bientôt de l'être dès qu'elle en est repartie.

Le crétinisme se développe plus tôt que le goître simple chez les individus. Sur un relevé de 7,084 cas que la Commission sarde a constatés, 4,440 se sont produits de la naissance à deux ans, 187 de deux à trois ans, 202 de cinq à douze, 31 de douze à vingt et 28 au-dessus de vingt ans, enfin, dans 2,196 cas l'âge n'a pas été spécifié.

Sexe. — Tout le monde sait que les femmes sont plus sujettes au goître que les hommes. Chez elles l'impressionabilité vasculaire et nerveuse est plus grande, leur tempérament se caractérise, comme celui de l'enfance, par la prédominance de l'appareil vasculaire jointe à une grande perméabilité du tissu cellulaire et de la peau.

Dans les tableaux de la Commission sarde, je relève les chiffres suivants : sur 21,841 cas de goître dans les états de Terre-Ferme, 4,323 appartiennent aux hommes, 5,236 aux femmes, et 12,282 cas n'ont pas reçu de désignation de sexe.

En matière de crétinisme la proportion semble être renversée : sur 2,011 crétins sans goître, 1,120 appartiennent aux hommes, 891 seulement aux femmes ; sur 3,912 crétins avec goître, on compte 1,959 femmes et 1,953 hommes.

La statistique de M. Nièpce donne un résultat analogue : dans l'arrondissement de Grenoble elle accuse 7,277 goîtres chez les garçons et 9,106 chez les filles. Celles-ci ne comptent que 662 crétines, tandis que les premiers en ont 734.

État sanitaire des individus. — Les diverses conditions antihygiéniques au milieu desquelles vivent les populations vouées au goître et au crétinisme développent parallèlement à la dégénérescence une foule d'états morbides qui dépriment d'autant la résistance vitale à la réceptivité du miasme crétinique.

« Dans les pays où le concours des causes dont nous venons de parler laisse une empreinte particulière sur les populations, on observe aussi très fréquemment certaines épidémies qui épargnent peu d'individus et contribuent à détériorer les races successives tout en maltraitant les présentes.

On doit mettre au premier rang les épidémies de fièvre typhoïde produites, la plupart, par la mauvaise nourriture, par la saleté dans laquelle ces gens restent continuellement plongés et par l'air méphitique qu'ils respirent surtout en hiver. Les rapports récemment faits sur les épidémies qui ont dévasté la vallée d'Aoste et celles de la Varaita et du Pô ne démontrent que trop la manière fréquente et funeste dont ces fièvres sévissent.

Les épidémies de fièvres périodiques qui affligent particulièrement les habitants des Millières, en Haute-Savoie, d'Aiguebelle, en Maurienne jusqu'à Planaise, près de Montmeillan, et ceux de la vallée de l'Arve ne sont pas moins pernicieuses. Ces fièvres, produites par les émanations miasmatiques des marais voisins, sont tellement opiniâtres, elles laissent derrière elles tant de facilité à la rechute et causent tant de bouleversement dans l'organisme, qu'il est rare de réussir à s'en délivrer complètement.

En dernier lieu on y rencontre des inflammations articulaires, des pulmonies et des phthisies produites le plus souvent, comme on l'a dit, par des changements de température extraordinaires et imprévus. » (Rapport de la Commission sarde, page 189.)

Quand on parcourt certaines vallées des montagnes, on est frappé de l'aspect extérieur des habitants; beaucoup d'entre eux portent sur le visage, qui est pâle et bouffi, les caractères du lymphatisme exagéré; les tumeurs ganglionnaires, les affections de la peau de nature scrofuleuse, l'impétigo, la teigne faveuse, les tumeurs articulaires sont les manifestations malheureusement trop communes d'un vice constitutionnel qui ravage sourdement les populations et compromet leur existence. Au dire de tous les auteurs, le rachitisme est aussi fréquent dans l'enance que la scrofule dans l'âge adulte.

En face d'états morbides aussi graves et aussi généralement répandus chez les habitants des montagnes, il est facile de concevoir l'altération organique profonde qui en résulte, la débilité, l'inertie fonctionnelle qui en sont la suite, et, finalement, l'aptitude déplorable de tous ces organismes à s'assimiler le germe infectieux du crétinisme qui trouve chez eux un terrain tout préparé.

En définitive la faiblesse, qui est la conséquence de l'âge, du sexe, de l'état maladif des individus, doit compter comme une cause prédisposante puissante dans le développement du goître et du crétinisme.

L'hérédité. — En médecine, hérédité signifie une disposition en vertu de laquelle certains états physiologiques des parents se transmettent aux enfants par voie de génération. Les parents peuvent transmettre à leurs enfants : 1° des vices de conformation des organes internes ou externes ; 2° la prédisposition ou l'aptitude organique aux maladies. C'est bien plutôt, en effet, cette prédisposition que la maladie elle-même qui se transmet.

Jusqu'à quel point le goître et le crétinisme peuvent-ils être transmis par voie de génération des parents aux enfants? Telle est l'importante question que je vais essayer d'élucider à l'instant.

Le rôle de l'hérédité dans la pathogénie du goître et du crétinisme me semble exactement défini dans la démonstration des quatre propositions suivantes :

1° Il existe des goîtreux et des crétins procédant d'ascendants absolument sains ;

2° Les parents ne transmettent à leurs enfants que la prédisposition à contracter le goître et le crétinisme ;

3° Bien que des enfants viennent au monde atteints de goître et de crétinisme, il y a des raisons de penser que les parents ne leur ont pas légué la maladie confirmée ;

4° Enfin, des enfants goîtreux et crétins, bien que nés de parents infectés, transportés dans une localité saine, voient leur état s'amender, sinon se guérir tout à fait.

1° Les exemples d'individus de provenance saine, qui viennent se fixer dans un pays infecté et qui contractent le goître, eux et leur famille, ne sont pas rares dans la science.

M. Nièpce nous en cite des exemples bien probants : « Un nommé Morel, habitant le village de Saint-Ismier, dans la vallée du Graisivaudan, localité où il n'y a ni goîtreux ni crétins, avait deux enfants bien portants lorsqu'il est allé habiter à Saint-Alban-des-Hurtières, dans la Maurienne. Il y a eu successivement trois enfants, dont un goîtreux, et le troisième présentant cette figure stupide qui caractérise les premiers envahissements du crétinisme.

» Trois domestiques, l'un du Touvet, les deux autres de Biviers, sont allés travailler à Cévins, dans les fermes de la Tarentaise ; deux avaient eu des enfants très sains avant leur changement de pays ; depuis ils eurent des goîtreux et des crétins.

» M. le Curé de Sainte-Hélène-des-Millières a remarqué que sur cinquante individus crétins ou demi-crétins, décédés de 1835 à 1846, vingt-un appartenaient à des parents nés dans la paroisse, et vingt-neuf à des parents qui étaient venus de localités saines.

» Les jeunes gens de Saint-Georges et de Saint-Alban-des-Hurtières vont très ordinairement prendre des femmes dans les communes plus élevées et saines du Bourget, du Pontet et Champlaurent, afin de renouveler peu à peu la population par le croisement des races. Ce moyen est employé depuis longtemps, et la population locale est toujours la même. Les étrangères ont des enfants crétins et sujets au goître comme les indigènes.

» Un nommé Meunier a eu, au Pont-de-Beauvoisin, deux enfants sains et intelligents; étant allé ensuite au village de Puiset, commune de Planaise, il y a eu successivement trois enfants crétins.

» Parmi les personnes qui, actuellement, sont atteintes du goître à la Motte-Servolex, on en compte douze qui n'y sont que depuis peu d'années, et qui, toutes, sont nées aux environs, dans des paroisses parfaitement saines. » (Niépce, op. cit., tome I, page 363).

J'ai, de mon côté, observé ce qui suit : le bourg de Valbonnais est depuis quelques années envahi par des individus des communes plus élevées et relativement saines de Valjouffray et de Chantelouve. La population masculine de ces communes émigre en partie durant l'hiver pour se livrer au commerce du colportage; au retour du printemps elle rentre chez elle, et, du profit de ses épargnes, elle achète des terres dans les parties basses des vallées plus chaudes et plus fertiles. Or, les enfants de ces nouveaux venus ont fréquemment le goître, et j'en connais un ou deux qui sont légèrement atteints de crétinisme.

Dans tous ces cas l'influence du seul milieu infectieux est des plus tranchées, et pour rendre raison du développement du goître et du crétinisme chez les enfants, il n'est pas besoin d'invoquer le concours de l'hérédité.

Mais l'exemple, à mes yeux le plus probant de crétinisme pouvant s'acquérir en dehors de toutes circonstances héréditaires, est le suivant :

Sur 2,944 enfants déposés aux tours de Grenoble et de Marseille, et envoyés dans la vallée de l'Oisans, pendant une période de six ans, de 1825 à 1831, 143 survivent seuls, dont la moitié est crétineuse et goîtreuse (Docteur Chabrand).

Ainsi, voici des enfants venus de contrées saines qui doivent le jour à des parents qui ne sont ni goîtreux ni crétins, et qui, plongés tout à coup dans un milieu infectieux, contractent d'emblée le goître et le crétinisme. Qu'on ne nous dise donc plus qu'invariablement le goître est le père du crétinisme, ou bien encore que le crétin naît crétin et ne le devient pas! La nature s'accommode mal de ces formules étroites qui sont rarement l'expression de toute la vérité.

2° Mais si le goître et le crétinisme peuvent s'acquérir sans le concours de l'hérédité, il est bien certain que celle-ci aidant, la maladie trouve à sa propagation un élément de plus.

Pour bien étudier le mode d'action de l'hérédité dans la genèse du goître et du crétinisme, il faut le faire dans des conditions simples, dégagées le plus possible de toutes les complications de circonstances qui créent les foyers d'infection de grande intensité. Il ne m'est pas impossible de vous présenter un exemple de ce genre, c'est la Mure, petite ville de l'arrondissement de Grenoble, peuplée de moins de 4,000 habitants, située sur un terrain d'alluvions anciennes, mais admirablement ventilée et nullement encombrée dans ses abords par ce luxe de végétation qui compromet la santé de ceux qui en jouissent. Le goître était autrefois commun à la Mure, il y avait même des crétins, j'en ai connu deux qui sont morts depuis plus de dix ans et qui, Dieu merci! n'ont pas été remplacés. Cette fréquence du goître provenait de ce que la population, jusqu'en 1832, faisait exclusivement usage d'eau de source ou de puits qui coulait dans les alluvions. Depuis qu'une administration éclairée a fait exécuter une conduite de quatre kilomètres, qui amène à la ville des eaux de source excellentes, captées au moment de leur sortie souterraine, les cas de goître ont diminué et les cas de crétinisme ont disparu. Cependant il y a encore des goîtreux à la Mure, et en plus grand nombre que veut bien le dire la statistique de la préfecture; mais en y regardant de près, on s'aperçoit que cette difformité est l'apanage de quelques familles seulement, toutes établies depuis longtemps dans le pays, jouissant d'une bonne aisance, et dont les différents membres reçoivent la prédisposition en naissant. Cette prédisposition se traduit à un âge plus ou moins avancé, chez quelques-uns d'entre eux, par le développement hypertrophique de la glande tyrhoïde. Dans ce cas particulier le rôle de l'hérédité est bien manifeste, il est simple, dégagé de beaucoup de circonstances qui l'embarrassent ailleurs; c'est la disposition à contracter le goître que les parents lèguent à leurs enfants, et non point la maladie confirmée.

La part afférente à l'hérédité dans le développement du crétinisme chez les jeunes enfants n'est pas facile à déterminer à cause de la difficulté qu'il y a de constater les signes de la maladie dans les premiers mois après la naissance.

Il est permis de penser que le plus ordinairement l'enfant naît avec de fortes dispositions à la dégénérescence, non point avec la maladie confirmée, car il n'est dit nulle part, que je sache, que des parents goîtreux ou crétineux, transportés loin d'un centre d'infection, aient mis au monde des enfants aussi dégénérés qu'eux, pendant que la proposition inverse est vraie, ainsi que je viens de le démontrer.

Les enfants, procédant de parents goîtreux ou crétineux, s'ils ne sont soustraits immédiatement aux malheureuses conditions au milieu desquelles vivent leurs parents, ne tardent pas à descendre rapidement la pente fatale de la dégénération et à devenir de petits crétins complets.

La statistique sarde, en effet, nous apprend que sur 7,084 crétins, 4,440 le sont devenus dans les deux premières années de la vie, encore que sur le nombre total il en est 2,196 chez lesquels l'époque d'apparition du crétinisme n'a pas été spécifiée.

3° Rappelons-nous cependant que divers auteurs ont manifestement observé le goître congénital, et voyons s'il ne serait pas possible d'en donner une explication satisfaisante en maintenant la part de l'hérédité dans les bornes de la simple prédisposition.

Dans l'hypothèse que je présente il faut admettre que le fœtus, dans le sein de sa mère, puise la vie à une source incessamment contaminée par l'air extérieur ou par l'eau en boisson, que le sang nourricier se charge de l'agent délétère et le transmet au petit être, dont l'existence en dépend. La question de la transmission des affections miasmatiques de la mère au fœtus est-elle possible? Le fait suivant, rapporté par Schurig, tendrait à le prouver. Il s'agit d'une femme enceinte pour la troisième fois, qui, dans le second mois de sa grossesse, fut prise d'une fièvre quarte très rebelle. Dans le dernier mois, avant et après le paroxysme, elle sentait le fœtus s'agiter en tremblotant, et elle finit par accoucher d'une fille qui, à la même heure que sa mère, était prise d'accès de fièvre très forts qu'elle supporta pendant sept semaines. Au dire de Désormeau, Fréd. Hoffmann et Russel auraient été témoins de faits semblables. (Dictionnaire en trente volumes, tom. XXI, p. 578)

Je crois avoir suffisamment démontré l'analogie de nature et d'action des miasmes qui s'exhalent des marais et des sols d'alluvions, je suis donc autorisé, jusqu'à preuve du contraire, à inférer de ce qui a lieu pour le premier miasme à ce qui se passe pour le second. Ainsi se trouverait expliquée l'influence directe et exceptionnelle du miasme crétinique sur le fœtus par l'intermédiaire de l'appareil circulatoire de la mère.

Ce même raisonnement peut s'appliquer aux cas de crétinisme dit congénital. Celui-ci, en effet, comme je me propose de le montrer dans la deuxième partie de ce travail, n'est que l'expression la plus grave de la maladie, dont le goître est la plus bénigne manifestation ; suivant que la santé des parents est plus ou moins détériorée, ceux-ci communiquent aux produits de la conception une résistance vitale plus ou moins robuste, et le milieu infectieux aidant, les prédispositions morbides transmises se traduisent chez les enfants par le goître ou le crétinisme.

4° Mais pour que ces fâcheux effets soient produits, jusqu'à leur extrême conséquence surtout, il faut faire appel à l'infection; loin d'elle les résultats s'atténuent, les prédispositions héréditaires s'effacent et la race revient à un type régulier.

Depuis longtemps l'Éveillé, Eymery, Fodéré, Itard, ont constaté que le goître contracté dans les pays de montagnes se guérit souvent par le seul fait du retour des malades dans les contrées où le goitre n'est pas endémique ; et Itard a vu à Lausanne un pensionnat consacré à de jeunes Anglais, où presque tous les élèves étaient atteints de goître, et auxquels on ne donnait aucun remède, parce qu'on savait que le retour dans leur pays suffirait pour les guérir. (Trousseau et Pidoux, *Traité de thérapeutique*, article Iode.)

« La terrible infirmité (goître et crétinisme) disparaît ordinairement lorsque les individus, s'éloignant des lieux infectés où se trouvent réunies les conditions favorables au développement de cette dégénérescence, se rendent dans des localités qui ne subissent pas ces fâcheuses influences climatériques. A ce sujet, je citerai un exemple remarquable : une famille de la vallée de Notre-Dame-de-Mellières, quoique ayant une certaine aisance, avait toujours eu, parmi ses membres, des individus affectés de crétinisme, même au plus haut degré; obligée de quitter cette localité par suite d'intérêts, seul motif capable de forcer les habitants des vallées à abandonner le toit paternel, pour aller habiter les plaines du Dauphiné, elle a vu successivement le crétinisme perdre de son intensité, et, à la première génération, la santé des enfants présenter une amélioration très sensible, et à la seconde génération, toute trace de dégénérescence avait disparu. » (Niépce, op. cit., tome I, p. 362.)

« Il est certain que la plupart des individus nés de parents goîtreux n'auront point de goître, s'ils peuvent se soustraire, de bonne heure, à l'action de la *cause spéciale et déterminante;* dans ce cas, l'hérédité seule est souvent impuissante pour produire la maladie. » (Chabrand, op. cit., p. 72.)

« La disposition héréditaire au crétinisme est telle, que parfois seulement, en soustrayant l'enfant aux causes ordinaires d'insalubrité, en le transportant sur les hautes montagnes ou dans les plaines non infectées, on parvient à améliorer notablement son état, quelquefois même on prévient ainsi notablement le crétinisme. » (Rapport de la Commission sarde, p. 195.)

Toutes ces affirmations d'auteurs, dont personne ne songe à récuser la compétence, prouvent bien, à mon avis, que la condition qui prime dans la genèse du goître et du crétinisme est l'habitation au milieu d'un centre d'infection. Les personnes nullement prédisposées par l'hérédité, résidant dans un pareil milieu, s'infectent eux et leurs enfants; par contre, les familles qui en sortent, bien que fortement dégénérées, ne tardent pas à redevenir saines après une ou deux générations. Peut-on, après des témoignages aussi concordants et aussi autorisés, ne pas conclure que la part que les parents ont dans la génération ne suffit pas, à elle seule, pour produire le goître et le crétinisme?

TABLEAUX DE M. NIÈPCE.

DÉPARTEMENT DE L'ISÈRE.

ARRONDISSEMENT DE GRENOBLE.

CANTON D'ALLEVARD.

DÉSIGNATION des COMMUNES.	Population.	GARÇONS ATTEINTS de			FILLES ATTEINTES de			TOTAL.
		Crétinisme.	Goître.	Goître et crétinisme.	Crétinisme.	Goître.	Goître et crétinisme.	
Allevard	2690	22	203	34	13	219	17	508
St-Pierre-d'Allevard	2027	5	97	3	3	95	2	205
Chapelle-du-Bard	1277	3	91	6	2	215	3	320
Moutaret	535	1	64	2	»	63	4	134
Pinsot	1039	»	21	2	1	72	2	98
La Ferrière	1201	»	32	»	1	40	»	73
TOTAUX	8769	31	508	47	20	704	28	1338

CANTON DE GONCELIN.

DÉSIGNATION des COMMUNES.	Population.	Garçons : Crétinisme.	Garçons : Goître.	Garçons : Goître et crétinisme.	Filles : Crétinisme.	Filles : Goître.	Filles : Goître et crétinisme.	TOTAL.
Morestel	421	»	11	»	»	32	»	43
Pontcharra	2360	24	240	16	11	223	19	533
Goncelin	1628	5	171	22	7	134	12	351
Cheylas	650	3	150	5	2	250	6	416
St-Maximin	866	2	61	3	»	72	2	140
Champ	555	1	47	3	»	58	2	111
Froges	581	4	59	5	3	65	6	142
Hurtières	281	1	27	»	2	34	3	67
La Pierre	264	3	23	1	2	29	4	62
Tencin	1040	6	73	7	3	85	7	181
Theys	2301	»	67	1	»	87	3	158
Les Adrets	860	3	52	2	1	67	3	128
TOTAUX	11807	52	981	65	31	1136	67	2332

CANTON DE DOMÈNE.

DÉSIGNATION des COMMUNES.	Population.	GARÇONS ATTEINTS de			FILLES ATTEINTES de			TOTAL.
		Créti-nisme.	Goître.	Goître et créti-nisme.	Créti-nisme.	Goître.	Goître et créti-nisme.	
Combe-de-Lancey ...	462	10	115	5	7	172	9	318
Domène	1584	19	227	11	5	208	7	477
Laval..............	1154	3	139	7	2	142	5	298
Murianette..........	259	1	28	3	»	71	3	106
Revel...............	1076	3	36	1	2	45	5	92
Ste-Agnès...........	917	»	55	3	1	62	3	124
St-Martin-d'Uriage...	2454	7	102	5	2	128	6	250
St-Mury.............	402	»	28	2	1	35	2	68
Versoud	529	3	49	7	2	63	5	129
Villard-Bonnot	1013	6	125	8	3	145	7	294
St-Jean.............	294	»	37	»	»	61	2	100
TOTAUX.....	10144	52	941	52	25	1132	54	2256

CANTON DE VALBONNAIS.

DÉSIGNATION des COMMUNES.	Population.	Garçons : Créti-nisme.	Garçons : Goître.	Garçons : Goître et créti-nisme.	Filles : Créti-nisme.	Filles : Goître.	Filles : Goître et créti-nisme.	TOTAL.
Chantelouve.........	463	1	27	2	»	31	3	64
Entraigues..........	557	2	41	3	1	52	3	102
La Morte	343	»	18	»	»	22	»	40
Oris-en-Rattier......	302	2	27	1	2	31	»	63
Périer..............	664	»	35	3	»	42	1	81
Siévoz..............	321	3	41	»	»	57	4	105
Valbonnais..........	1386	12	203	15	7	225	14	476
Lavaldens...........	698	5	87	8	3	92	6	201
Valjouffrey..........	840	2	91	7	5	103	9	217
La Valette..........	332	»	41	5	2	57	5	110
TOTAUX.....	5903	27	611	44	20	712	45	1459

CANTON DE VIZILLE.

DÉSIGNATION des COMMUNES.	Population.	GARÇONS ATTEINTS de			FILLES ATTEINTES de			TOTAL.
		Crétinisme.	Goitre.	Goitre et crétinisme.	Crétinisme.	Goitre.	Goitre et crétinisme.	
Brié	650	2	28	»	1	32	3	66
Champ	533	7	32	1	2	43	1	86
Champagnier	458	2	14	»	1	22	3	42
Commiers	262	»	21	2	2	28	»	53
Jarrie	1104	3	57	4	»	62	1	127
Laffrey	436	»	25	1	»	27	»	53
Mésage	271	»	12	2	»	18	3	35
Mont-Chaboud	76	1	8	»	»	12	»	21
Séchilienne	1541	»	67	3	2	83	»	155
St-Barthélemy	998	2	41	»	1	56	4	104
St-Georges	633	»	12	2	»	17	1	32
St-Jean	648	»	23	5	»	31	5	64
St-Pierre	593	»	25	2	»	29	4	60
Vaulnaveys-le-Bas	916	17	178	13	11	197	27	443
Vaulnaveys-le-Haut	1664	25	314	28	16	329	10	722
Vizille	2750	3	81	5	2	103	4	198
TOTAUX	13533	62	938	68	38	1089	66	2261

CANTON DU VILLARD-DE-LANS.

DÉSIGNATION des COMMUNES.	Population.	Crétinisme.	Goitre.	Goitre et crétinisme.	Crétinisme.	Goitre.	Goitre et crétinisme.	TOTAL.
Autrans	1107	»	»	»	»	»	»	»
Lans	1076	»	»	»	»	3	»	3
Méaudre	1008	»	18	»	»	16	»	34
Villard-de-Lans	2026	3	7	1	»	9	1	21
TOTAUX	5217	3	25	1	»	28	1	58

CANTON DE SASSENAGE.

DÉSIGNATION des COMMUNES.	Population.	Crétinisme.	Goitre.	Goitre et crétinisme.	Crétinisme.	Goitre.	Goitre et crétinisme.	TOTAL.
Engins	454	2	32	3	1	57	3	98
Fontaine	673	4	103	5	2	118	4	236
Noyarey	1002	»	89	»	»	104	2	195
Pariset	914	1	102	3	»	109	»	215
Sassenage	1155	11	283	12	15	297	18	636
Seyssins	833	1	178	3	2	203	4	391
Veurey	829	»	62	»	1	82	3	148
TOTAUX	5860	19	849	26	21	970	34	1919

CANTON DU BOURG-D'OISANS.

DÉSIGNATION des COMMUNES.	Population.	GARÇONS ATTEINTS de			FILLES ATTEINTES de			TOTAL.
		Crétinisme.	Goitre.	Goitre et crétinisme.	Crétinisme.	Goitre.	Goitre et crétinisme.	
Allemond	1275	4	39	»	»	45	2	90
Auris-en-Oisans	740	2	51	5	1	62	3	124
Besse	1027	»	30	»	»	27	»	57
Bourg-d'Oisans	3052	12	109	15	7	149	10	302
Clavans	395	»	8	»	»	14	»	22
Le Freney	598	1	17	»	»	19	1	38
La Garde	428	3	25	2	»	28	3	61
Les Gauchoirs	100	»	7	»	»	9	»	16
Huez	465	»	»	»	»	»	»	»
Livet	1214	12	102	13	5	137	14	283
Mizoën	661	»	16	»	1	22	»	39
Mont-de-Lans	1286	1	23	»	»	35	4	63
Ornon	618	»	16	2	»	24	1	43
Oulles	234	»	21	3	»	28	2	54
Oz	1026	1	37	»	1	46	4	89
St-Christe-en-Oisans	535	»	7	»	»	11	»	18
Vaujany	935	1	17	»	1	23	»	42
Venosc	931	»	18	2	»	27	»	47
Villard-Eymond	265	»	»	»	»	»	»	»
Villard-Reculas	189	»	9	»	»	12	1	22
Villard-Reymond	288	»	14	»	»	17	»	31
TOTAUX	16262	37	566	42	16	735	45	1441

CANTON DE CLELLES.

DÉSIGNATION des COMMUNES.	Population.	Garçons Crétinisme.	Garçons Goitre.	Garçons Goitre et crétinisme.	Filles Crétinisme.	Filles Goitre.	Filles Goitre et crétinisme.	TOTAL.
Chichilianne	716	»	12	»	»	16	1	29
Clelles	612	1	27	»	2	32	»	62
Monestier-du-Percy	356	»	15	»	»	9	»	24
Le Percy	260	»	7	»	»	12	»	19
St-Martin-de-Clelles	250	»	16	»	1	19	»	36
St-Maurice-Lalley	1293	»	29	»	»	43	2	74
St-Michel-les-Portes	409	2	17	»	2	23	»	44
Thoranne	68	»	3	»	»	8	»	11
Trézanne	64	»	11	»	»	17	»	28
TOTAUX	4028	3	137	»	5	179	3	327

CANTON DE CORPS.

DÉSIGNATION des COMMUNES.	Population.	GARÇONS ATTEINTS de			FILLES ATTEINTES de			TOTAL.
		Crétinisme.	Goitre.	Goitre et crétinisme.	Crétinisme.	Goitre.	Goitre et crétinisme.	
Ambel..............	173	1	17	2	»	22	1	43
Beaufin.............	214	1	19	»	1	33	3	57
Corps...............	1441	3	61	»	»	72	2	138
Côtes-les-Corps......	409	1	26	»	2	39	3	71
Fallavaux...........	250	»	»	»	»	»	»	»
Monestier-d'Ambel ..	195	»	28	»	»	32	4	64
Quet-en-Beaumont....	335	»	15	»	»	25	1	41
La Sallette..........	448	1	28	»	»	47	3	80
La Salle	461	2	29	7	1	32	7	77
St-Laut-en-Beaumont	775	1	42	2	»	69	6	120
Ste-Luce......... ...	725	2	28	3	1	37	3	74
St-Micl-en-Beaumont	231	»	25	1	2	19	3	50
St-Pierre-de-Méaroz.	212	1	27	2	1	32	2	65
TOTAUX.....	5869	13	345	17	8	459	38	880

CANTON DE GRENOBLE (SUD-EST).

DÉSIGNATION des COMMUNES.	Population.	Garçons Crétinisme.	Garçons Goitre.	Garçons Goitre et crétinisme.	Filles Crétinisme.	Filles Goitre.	Filles Goitre et crétinisme.	TOTAL.
Bresson.............	288	»	18	1	»	23	1	43
Echirolles...........	267	1	32	3	2	44	3	85
Eybens	866	»	50	1	»	57	»	108
Gières..............	1153	3	82	2	1	102	5	195
Herbeys	572	1	17	»	»	25	»	43
Poisat	340	1	9	»	»	23	»	33
St-Martin-d'Hère	726	»	21	1	»	34	2	58
Venon	278	»	17	»	1	22	»	40
TOTAUX.....	4290	6	246	8	4	330	11	605

CANTON DE GRENOBLE (EST).

DÉSIGNATION des COMMUNES.	Population.	Garçons Crétinisme.	Garçons Goitre.	Garçons Goitre et crétinisme.	Filles Crétinisme.	Filles Goitre.	Filles Goitre et crétinisme.	TOTAL.
Bernin..............	976	»	7	»	»	19	»	26
Biviers..............	714	»	»	»	»	»	»	»
Corenc	568	»	3	»	»	7	»	10
A reporter....	2258	»	10	»	»	26	»	36

CANTON DE GRENOBLE (Est) (*Suite*).

DÉSIGNATION des COMMUNES.	Population.	GARÇONS ATTEINTS de			FILLES ATTEINTES de			TOTAL.
		Crétinisme.	Goître.	Goître et crétinisme.	Crétinisme.	Goître.	Goître et crétinisme.	
Report....	2258	»	10	»	»	26	»	36
Meylan	1117	»	»	»	»	»	»	»
Montbonnot	360	»	5	»	»	9	»	14
Le Sappey...........	420	»	»	»	»	»	»	»
St-Ismier...........	1325	»	11	»	»	16	»	27
La Tronche	1372	»	9	»	»	13	»	22
Totaux.....	6852	»	35	»	»	64	»	99

CANTON DE GRENOBLE (Nord).

DÉSIGNATION des COMMUNES.	Population.	Garçons: Crétinisme.	Garçons: Goître.	Garçons: Goître et crétinisme.	Filles: Crétinisme.	Filles: Goître.	Filles: Goître et crétinisme.	TOTAL.
Fontanil............	655	»	17	»	»	11	»	28
Grenoble............	24888	»	»	»	»	»	»	»
Mont-St-Martin......	131	»	3	»	»	9	»	12
Proveysieux.........	613	»	»	»	»	»	»	»
Quaix.............	700	»	11	»	»	17	»	28
Sarcenas..........	131	»	»	»	»	»	»	»
St-Egrève...........	1240	»	32	»	1	43	»	76
St-Martin-le-Vinoux .	891	»	8	»	»	19	»	27
Totaux.....	29249	»	71	»	1	99	»	171

CANTON DE SAINT-LAURENT-DU-PONT.

DÉSIGNATION des COMMUNES.	Population.	Garçons: Crétinisme.	Garçons: Goître.	Garçons: Goître et crétinisme.	Filles: Crétinisme.	Filles: Goître.	Filles: Goître et crétinisme.	TOTAL.
Entre-deux-Guiers...	1739	»	17	»	2	19	»	38
Miribel	2711	»	»	»	»	»	»	»
St-Christophe	1300	»	»	»	»	»	»	»
St-Joseph...........	200	»	3	»	»	7	»	10
St-Laurent-du-Pont..	2956	1	16	»	»	22	»	39
St-P[re]-de-Chartreuse	1566	»	10	»	»	17	»	27
S-Pierre-d'Entremont	1456	»	19	»	1	25	2	47
Totaux.....	11928	1	65	»	3	90	2	161

CANTON DE MENS.

DÉSIGNATION des COMMUNES.	Population.	GARÇONS ATTEINTS de			FILLES ATTEINTES de			TOTAL.
		Crétinisme.	Goitre.	Goitre et crétinisme.	Crétinisme.	Goitre.	Goitre et crétinisme.	
Cordéac	1081	7	37	»	»	49	2	95
Cornillon	330	»	»	»	»	»	»	»
Lavars	345	1	18	»	»	22	1	42
Mens	1884	»	12	»	»	33	»	45
Pellafol	701	»	»	»	»	»	»	»
Prébois	349	2	18	»	»	15	»	35
St-Baudille	626	»	»	»	»	»	»	»
St-Genis	200	»	»	»	»	»	»	»
St-Jean-d'Hérans	760	»	16	«	»	25	1	42
Tréminis	626	1	27	»	»	38	1	67
TOTAUX	6902	11	128	»	»	182	5	326

CANTON DU MONESTIER-DE-CLERMONT.

DÉSIGNATION des COMMUNES.	Population.	Garçons : Crétinisme.	Garçons : Goitre.	Garçons : Goitre et crétinisme.	Filles : Crétinisme.	Filles : Goitre.	Filles : Goitre et crétinisme.	TOTAL.
Avignonet	262	»	7	»	»	9	1	17
Château-Bernard	401	»	»	»	»	»	»	»
Gresse	808	»	18	2	»	27	»	47
Miribel-Lanchâtre	322	1	12	»	»	19	»	32
Monestier-de-Cermont	752	»	15	»	»	22	»	37
Roissard	381	»	9	»	»	13	»	22
Sinard	492	1	15	»	»	20	»	36
St-Andéol	200	»	8	»	»	14	»	22
St-Guillaume	435	2	11	»	2	17	»	32
St-Paul-les-Monestier	330	»	6	»	»	8	»	14
Treffort	253	»	5	»	»	13	»	18
TOTAUX	4636	4	106	2	2	162	1	277

CANTON DE LA MURE.

DÉSIGNATION des COMMUNES.	Population.	Garçons : Crétinisme.	Garçons : Goitre.	Garçons : Goitre et crétinisme.	Filles : Crétinisme.	Filles : Goitre.	Filles : Goitre et crétinisme.	TOTAL.
Cholonge	371	»	7	»	»	11	»	18
Cognet	105	»	»	»	»	»	»	»
Mayres	233	1	19	»	2	23	»	45
A reporter	709	1	26	»	2	34	»	63

CANTON DE LA MURE (*Suite*).

DÉSIGNATION des COMMUNES.	Population.	GARÇONS ATTEINTS de Crétinisme.	GARÇONS ATTEINTS de Goître.	GARÇONS ATTEINTS de Goître et crétinisme.	FILLES ATTEINTES de Crétinisme.	FILLES ATTEINTES de Goître.	FILLES ATTEINTES de Goître et crétinisme.	TOTAL.
Report....	709	1	26	»	2	34	»	63
Marcieu.............	412	»	7	»	»	15	»	22
Monteynard.........	461	»	»	»	»	»	»	»
La Motte-d'Aveillans.	850	»	»	»	»	»	»	»
La Motte-St-Martin..	634	»	13	»	»	17	1	27
La Mure............	2785	»	19	»	»	28	»	47
Nantes.............	618	1	22	3	»	31	»	57
Pierre-Châtel........	1059	»	»	»	»	»	»	»
Ponsonnas..........	172	1	18	2	1	28	7	57
Prunières...........	376	»	9	»	»	14	2	25
Savel...............	114	»	7	1	»	11	»	19
Sousville............	140	»	»	»	»	»	»	»
St-Arey.............	201	»	11	»	»	15	2	28
St-Honoré	723	»	13	»	»	19	»	32
St-Théoffrey	407	»	»	»	»	»	»	»
Vaulx...............	593	»	5	»	»	13	»	18
Villard-St-Christophe	544	»	17	»	1	22	»	40
TOTAUX.....	10798	3	167	6	4	243	12	435

CANTON DE VIF.

DÉSIGNATION des COMMUNES.	Population.	GARÇONS Crétinisme.	GARÇONS Goître.	GARÇONS Goître et crétinisme.	FILLES Crétinisme.	FILLES Goître.	FILLES Goître et crétinisme.	TOTAL.
Allières.............	731	»	22	2	1	34	3	62
Vif.................	2282	1	29	3	»	41	2	76
Claix	1659	»	31	2	1	53	3	90
Cluze-et-Pâquier ...	698	1	23	1	»	35	2	62
Le Gua	914	»	37	2	3	48	5	95
St-Paul-de-Varces...	720	2	45	3	4	57	3	114
Varces..............	722	1	28	1	2	33	4	69
TOTAUX.....	7726	5	215	14	11	301	22	568

CANTON DU TOUVET.

DÉSIGNATION des COMMUNES.	Population.	GARÇONS Crétinisme.	GARÇONS Goître.	GARÇONS Goître et crétinisme.	FILLES Crétinisme.	FILLES Goître.	FILLES Goître et crétinisme.	TOTAL.
Barraux............	1472	»	5	»	»	12	»	17
La Buissière.........	802	2	18	3	1	43	2	69
A reporter....	2274	2	23	3	1	55	2	86

CANTON DU TOUVET (*Suite*).

DÉSIGNATION des COMMUNES.	Population.	GARÇONS ATTEINTS de			FILLES ATTEINTES de			TOTAL.
		Crétinisme.	Goître.	Goître et crétinisme.	Crétinisme.	Goître.	Goître et crétinisme.	
Report....	2274	2	23	3	1	55	2	86
Chapareillan........	2541	2	57	2	2	65	1	129
Crolles..............	1511	»	»	»	»	»	»	»
La Flachère.........	412	1	10	»	»	16	1	28
Lumbin.............	685	»	»	»	»	»	»	»
Montalieu...........	408	»	»	»	»	»	»	»
St-Bernard..........	378	»	7	»	»	11	»	18
St-Hilaire...........	451	»	15	»	»	19	»	34
St-Marcel...........	228	»	9	»	»	13	»	22
Ste-Marie-d'Alloix...	332	2	19	1	»	22	2	46
St-Pancrace.........	347	»	11	»	3	21	»	35
St-Vincent..........	606	»	16	»	»	24	1	41
La Terrasse.........	1287	»	»	»	»	»	»	»
Le Touvet..........	1796	»	»	»	»	»	»	»
Totaux.....	13256	7	167	6	6	246	7	439

CANTON DE VOIRON.

DÉSIGNATION des COMMUNES.	Population.	Garçons Crétinisme.	Garçons Goître.	Garçons Goître et crétinisme.	Filles Crétinisme.	Filles Goître.	Filles Goître et crétinisme.	TOTAL.
La Buisse...........	1443	»	»	»	»	»	»	»
Chirens.............	2009	»	17	»	»	32	1	50
Coublevie...........	1517	»	21	»	3	27	»	51
Pommier...........	663	»	»	»	»	»	»	»
St-Aupre............	1041	»	13	»	»	21	»	34
St-Etienne-de-Crossey	1590	»	23	»	1	35	»	59
Voiron..............	6924	»	75	»	»	82	»	157
Voreppe...........	3280	»	27	»	1	48	»	76
Totaux.....	18467	»	176	»	5	245	1	427

RÉSUMÉ DES CANTONS.

ARRONDISSEMENT DE GRENOBLE.

DÉSIGNATION des CANTONS.	Population.	GARÇONS ATTEINTS de			FILLES ATTEINTES de			TOTAL.
		Crétinisme.	Goitre.	Goitre et crétinisme.	Crétinisme.	Goitre.	Goitre et crétinisme.	
Allevard.......... ..	8769	31	508	47	20	704	28	1338
Goncelin............	11807	52	981	65	31	1136	67	2332
Domène............	10144	52	941	52	25	1132	54	2256
Entraigues..........	5903	27	611	44	20	712	45	1459
Vizille..	13533	62	938	68	38	1089	66	2261
Villard-de-Lans......	5217	3	25	1	»	28	1	58
Sassenage..	5860	19	849	26	21	970	34	1919
Bourg-d'Oisans......	16262	37	566	42	16	735	45	1441
Clelles..............	4028	3	137	»	5	179	3	327
Corps..............	5869	13	345	17	8	459	38	880
Grenoble (sud-est)...	4290	6	246	8	4	330	11	605
Grenoble (est)......	6852	»	35	»	»	64	»	99
Grenoble (nord)....	29249	»	71	»	1	99	»	171
St-Laurent-du-Pont..	11928	1	65	»	3	90	2	161
Mens..	6902	11	128	»	»	182	5	326
Monest.-de-Clermont.	4636	4	106	2	2	162	1	277
La Mure............	10798	3	167	6	4	243	12	435
Vif................	7726	5	215	14	11	301	22	568
Touvet..............	13256	7	167	6	6	246	7	439
Voiron..............	18467	»	176	»	5	245	1	427
TOTAUX.....	201496	336	7277	398	220	9106	442	17779

TABLEAUX DE LA PRÉFECTURE.

DÉPARTEMENT DE L'ISÈRE.

ARRONDISSEMENT DE GRENOBLE.

CANTON D'ALLEVARD.

DÉSIGNATION des COMMUNES.	Population.	GARÇONS ATTEINTS de			FILLES ATTEINTES de			TOTAL.
		Créti-nisme.	Goitre.	Goitre et créti-nisme.	Créti-nisme.	Goitre.	Goitre et créti-nisme.	
Allevard	3180	3	13	1	1	27	4	49
St-Pierre-d'Allevard	1995	1	9	1	1	16	2	30
Chapelle-du-Bard	1096	1	7	2	1	9	2	22
Moutaret	530	1	8	3	»	18	1	31
Pinsot	804	4	4	2	1	14	1	26
La Ferrière	1005	3	10	3	2	26	3	47
TOTAUX	8610	13	51	12	6	110	13	205

CANTON DE GONCELIN.

DÉSIGNATION des COMMUNES.	Population.	Garçons Crétinisme	Garçons Goitre	Garçons Goitre et crétinisme	Filles Crétinisme	Filles Goitre	Filles Goitre et crétinisme	TOTAL
Morestel	378	»	3	1	1	4	»	9
Pontcharra	2322	1	5	1	»	6	2	15
Goncelin	1634	1	7	1	»	3	1	13
Cheylas	793	»	1	»	»	2	»	3
St-Maximin	835	»	1	»	»	2	»	3
Champ	510	»	1	»	»	2	1	4
Froges	503	»	2	»	»	4	1	7
Hurtières	250	»	2	1	»	2	2	7
La Pierre	240	»	1	1	1	4	1	8
Tencin	960	»	1	1	»	6	2	10
Theys	2316	1	5	1	»	5	3	15
Les Adrets	829	»	3	»	»	2	1	6
TOTAUX	11570	3	32	7	2	42	14	100

CANTON DE DOMÈNE.

DÉSIGNATION des COMMUNES.	Population.	GARÇONS ATTEINTS de			FILLES ATTEINTES de			TOTAL.
		Crétinisme.	Goitre.	Goitre et crétinisme.	Crétinisme.	Goitre.	Goitre et crétinisme.	
Combe-de-Lancey ...	566	2	4	»	1	9	1	17
Domène	1393	5	8	1	3	12	2	31
Laval...............	1045	3	6	1	4	10	1	25
Murianette..........	320	»	1	»	1	2	»	4
Revel...............	894	2	1	»	1	5	1	10
Ste-Agnès...........	789	3	8	1	2	11	1	26
St-Martin-d'Uriage...	2234	4	12	1	3	19	1	40
St-Mury.............	402	1	1	»	1	6	1	10
Versoud	498	1	1	»	»	5	»	7
Villard-Bonnot	1073	3	7	»	2	21	»	33
St-Jean.............	285	1	1	»	»	14	»	16
Totaux.....	9499	25	50	4	18	114	8	219

CANTON DE VALBONNAIS.

DÉSIGNATION des COMMUNES.	Population.	Garçons Crétinisme.	Garçons Goitre.	Garçons Goitre et crétinisme.	Filles Crétinisme.	Filles Goitre.	Filles Goitre et crétinisme.	TOTAL.
Chantelouve.........	403	1	2	1	»	4	1	9
Entraigues..........	553	1	4	2	1	6	1	15
La Morte	263	1	1	1	1	2	1	7
Oris-en-Rattier......	342	»	2	1	»	3	»	6
Périer..............	748	3	10	5	2	7	1	28
Siévoz..............	313	1	4	3	1	5	»	14
Valbonnais..........	1307	2	17	4	1	22	2	48
Lavaldens...........	539	2	9	4	1	11	2	29
Valjouffrey.........	897	6	10	1	1	8	2	28
La Valette..........	212	3	6	1	»	6	3	19
Totaux.....	5577	20	65	23	8	74	13	203

CANTON DE VIZILLE.

DÉSIGNATION des COMMUNES.	Population.	GARÇONS ATTEINTS de Créti-nisme.	GARÇONS ATTEINTS de Goitre.	GARÇONS ATTEINTS de Goitre et créti-nisme.	FILLES ATTEINTES de Créti-nisme.	FILLES ATTEINTES de Goitre.	FILLES ATTEINTES de Goitre et créti-nisme.	TOTAL.
Brié	614	1	7	»	2	10	1	21
Champ	442	1	12	2	2	17	4	38
Champagnier	523	»	3	»	1	6	»	10
Commiers	260	1	5	1	1	7	»	15
Jarrie	935	1	4	1	1	9	»	16
Laffrey	426	»	3	»	»	5	»	8
Mésage	287	1	3	»	»	8	»	12
Mont-Chaboud	74	»	1	»	»	1	»	2
Séchilienne	1333	1	9	»	2	5	1	18
St-Barthélemy	751	»	3	1	»	3	»	7
St-Georges	575	1	2	»	1	1	»	5
St-Jean	608	»	4	»	1	2	1	8
St-Pierre	671	»	3	1	»	3	1	8
Vaulnaveys-le-Bas	749	2	11	1	3	7	3	27
Vaulnaveys-le-Haut	1565	3	9	2	5	12	3	34
Vizille	3546	2	9	1	3	6	1	22
TOTAUX	13359	14	88	10	22	102	15	251

CANTON DU VILLARD-DE-LANS.

DÉSIGNATION des COMMUNES.	Population.	GARÇONS Crétinisme.	GARÇONS Goitre.	GARÇONS Goitre et crétinisme.	FILLES Crétinisme.	FILLES Goitre.	FILLES Goitre et crétinisme.	TOTAL.
Autrans	1204	2	1	1	1	2	»	7
Lans	1169	1	1	»	1	2	»	5
Méaudre	1130	3	1	1	1	1	»	7
Villard-de-Lans	2047	1	1	1	1	2	»	6
TOTAUX	5550	7	4	3	4	7	»	25

CANTON DE SASSENAGE.

DÉSIGNATION des COMMUNES.	Population.	GARÇONS Crétinisme.	GARÇONS Goitre.	GARÇONS Goitre et crétinisme.	FILLES Crétinisme.	FILLES Goitre.	FILLES Goitre et crétinisme.	TOTAL.
Engins	435	1	6	1	»	8	»	16
Fontaine	1016	»	8	1	1	10	1	21
Noyarey	921	1	7	1	»	7	»	16
Pariset	932	»	5	1	1	6	1	14
Sassenage	1505	1	9	1	1	13	1	26
Seyssins	1835	»	1	1	1	10	»	13
Veurey	786	1	2	»	»	9	1	13
TOTAUX	7430	4	38	6	4	63	4	119

CANTON DU BOURG-D'OISANS.

DÉSIGNATION des COMMUNES.	Population.	GARÇONS ATTEINTS de			FILLES ATTEINTES de			TOTAL.
		Crétinisme.	Goître.	Goître et crétinisme.	Crétinisme.	Goître.	Goître et crétinisme.	
Allemond	1225	2	7	»	1	13	1	24
Auris-en-Oisans	712	1	9	1	»	7	»	18
Besse	894	3	11	1	1	15	1	32
Bourg-d'Oisans	2782	2	16	»	»	22	»	40
Clavans	371	»	8	1	»	11	»	20
Le Freney	626	»	2	»	»	4	»	6
La Garde	342	1	1	»	»	3	»	5
Les Gauchoirs	»	»	»	»	»	2	»	2
Huez	450	1	2	»	»	2	»	5
Livet	939	»	1	»	»	2	»	3
Mizoën	657	»	»	1	»	4	1	6
Mont-de-Lans	1205	1	6	»	»	10	»	17
Ornon	652	»	»	»	1	3	»	4
Oulles	261	»	1	»	»	3	»	4
Oz	852	»	2	»	»	6	1	9
St-Christe-en-Oisans	521	1	2	»	»	4	»	7
Vaujany	756	»	»	1	»	5	»	6
Venosc	876	»	2	»	»	9	»	11
Villard-Eymond	231	1	1	»	»	1	»	3
Villard-Reculas	176	»	1	»	»	1	1	3
Villard-Reymond	179	»	1	1	»	»	»	2
TOTAUX	14707	13	73	6	3	127	5	227

CANTON DE CLELLES.

DÉSIGNATION des COMMUNES.	Population.	Garçons : Crétinisme.	Garçons : Goître.	Garçons : Goître et crétinisme.	Filles : Crétinisme.	Filles : Goître.	Filles : Goître et crétinisme.	TOTAL.
Chichilianne	656	»	1	»	»	1	»	2
Clelles	707	»	1	»	»	1	»	2
Monestier-du-Percy	503	1	»	»	»	1	»	2
Le Percy	280	»	1	»	»	»	»	1
St-Martin-de-Clelles	304	»	1	»	»	»	»	1
St-Maurice-de-Clelles	365	»	»	»	»	1	»	1
St-Michel-les-Portes	509	»	»	»	»	1	»	1
Thoranne	»	»	»	»	»	»	»	»
Trézanne	»	»	»	»	»	»	»	»
TOTAUX	3970	1	4	»	»	5	»	10

CANTON DE CORPS.

DÉSIGNATION des COMMUNES.	Population.	GARÇONS ATTEINTS de			FILLES ATTEINTES de			TOTAL.
		Crétinisme	Goitre.	Goitre et crétinisme.	Crétinisme.	Goitre.	Goitre et crétinisme.	
Ambel	273	»	1	»	»	2	»	3
Beaufin	172	1	»	»	»	2	»	3
Corps	1335	1	2	»	1	1	»	5
Côtes-les-Corps	425	»	1	»	»	4	»	5
Fallavaux	715	»	1	»	»	1	»	2
Monestier-d'Ambel	178	1	1	»	»	1	»	3
Quet-en-Beaumont	337	»	1	»	»	1	»	2
La Sallette	»	»	»	1	»	1	»	2
La Salle	427	»	1	»	»	1	»	2
St-Lau^t-en-Beaumont	776	1	2	»	»	3	»	6
Ste-Luce	262	2	1	»	»	2	»	5
St-Mic^l-en-Beaumont	330	1	3	»	»	5	»	9
St-Pierre-de-Méaroz	210	1	2	1	1	4	»	9
TOTAUX	5440	8	16	2	2	28	»	56

CANTON DE GRENOBLE (Sud-Est).

DÉSIGNATION des COMMUNES.	Population.	Garçons Crétinisme	Garçons Goitre	Garçons Goitre et crétinisme	Filles Crétinisme	Filles Goitre	Filles Goitre et crétinisme	TOTAL.
Bresson	250	»	1	»	»	»	»	1
Echirolles	615	»	»	»	»	»	1	1
Eybens	773	»	»	»	»	»	»	»
Gières	1111	»	1	»	»	»	»	1
Herbeys	584	1	»	»	»	»	»	1
Poisat	282	»	»	1	»	»	»	1
St-Martin-d'Hère	846	»	1	»	»	»	»	1
Venon	302	»	»	»	»	»	»	1
TOTAUX	4763	1	3	1	»	»	1	6

CANTON DE GRENOBLE (Est).

DÉSIGNATION des COMMUNES.	Population.	Garçons Crétinisme	Garçons Goitre	Garçons Goitre et crétinisme	Filles Crétinisme	Filles Goitre	Filles Goitre et crétinisme	TOTAL.
Bernin	1164	»	»	»	»	»	»	»
Biviers	589	»	»	»	»	»	»	»
Corenc	739	»	»	»	»	»	»	»
A reporter	2492	»	»	»	»	»	»	»

CANTON DE GRENOBLE (Est) (*Suite*).

DÉSIGNATION des COMMUNES.	Population.	GARÇONS ATTEINTS de			FILLES ATTEINTES de			TOTAL.
		Crétinisme.	Goitre.	Goitre et crétinisme.	Crétinisme.	Goitre.	Goitre et crétinisme.	
Report....	2492	»	»	»	»	»	»	»
Meylan	1049	»	»	»	»	»	»	»
Montbonnot	695	»	»	»	»	»	»	»
Le Sappey...........	367	»	»	»	»	»	»	»
St-Ismier	1364	»	»	»	»	»	»	»
La Tronche	1728	»	»	»	»	»	»	»
Totaux.....	7695	»	»	»	»	»	»	»

CANTON DE GRENOBLE (Nord).

DÉSIGNATION des COMMUNES.	Population.	Garçons : Crétinisme.	Garçons : Goitre.	Garçons : Goitre et crétinisme.	Filles : Crétinisme.	Filles : Goitre.	Filles : Goitre et crétinisme.	TOTAL.
Fontanil	599	»	1	»	1	2	»	4
Grenoble............	11726	»	»	»	»	2	»	2
Mont-St-Martin......	115	»	1	»	»	1	»	2
Proveysieux.........	504	»	2	1	»	1	»	4
Quaix.............	638	»	1	»	»	1	»	2
Sarcenas..........	93	»	1	»	»	1	»	2
St-Egrève...........	1251	»	3	»	»	4	1	8
St-Martin-le-Vinoux .	1124	»	3	»	»	4	»	7
Totaux.....	16050	»	12	1	1	16	1	31

CANTON DE SAINT-LAURENT-DU-PONT.

DÉSIGNATION des COMMUNES.	Population.	Garçons : Crétinisme.	Garçons : Goitre.	Garçons : Goitre et crétinisme.	Filles : Crétinisme.	Filles : Goitre.	Filles : Goitre et crétinisme.	TOTAL.
Entre-deux-Guiers...	1333	»	1	»	»	»	»	1
Miribel	2405	»	1	»	»	1	»	2
St-Christophe	1065	1	»	»	»	»	»	1
St-Joseph...........	1223	»	»	»	»	1	»	1
St-Laurent-du-Pont..	1761	»	»	»	»	»	»	»
St-P[re]-de-Chartreuse .	1672	1	»	»	»	»	»	1
S-Pierre-d'Entremont	1161	»	1	»	»	»	»	1
Totaux.....	10620	2	3	»	»	2	»	7

CANTON DE MENS.

DÉSIGNATION des COMMUNES.	Population.	GARÇONS ATTEINTS de			FILLES ATTEINTES de			TOTAL.
		Créti-nisme.	Goitre.	Goitre et créti-nisme.	Créti-nisme.	Goitre.	Goitre et créti-nisme.	
Cordéac	1138	»	»	»	»	1	»	1
Cornillon	333	»	»	»	»	»	»	»
Lavars	301	»	»	»	»	»	»	»
Mens	1903	»	»	»	»	1	»	1
Pellafol	664	»	»	»	»	1	»	1
Prébois	318	»	»	»	»	»	»	»
St-Baudille	653	»	»	»	»	1	»	1
St-Genis	150	»	»	»	»	»	»	»
St-Jean-d'Hérans	756	»	»	»	»	1	»	1
Tréminis	562	»	»	»	»	1	»	1
TOTAUX	6778	»	»	»	»	6	»	6

CANTON DU MONESTIER-DE-CLERMONT.

DÉSIGNATION des COMMUNES.	Population.	Garçons Crétinisme.	Garçons Goitre.	Garçons Goitre et crétinisme.	Filles Crétinisme.	Filles Goitre.	Filles Goitre et crétinisme.	TOTAL.
Avignonet	271	»	»	»	»	»	»	»
Château-Bernard	407	»	»	»	»	1	»	1
Gresse	733	»	»	»	»	»	»	»
Miribel-Lanchâtre	237	»	1	»	»	»	»	1
Monestier-de-Cermont	810	»	»	»	»	»	»	»
Roissard	359	»	»	»	»	1	»	1
Sinard	490	»	1	»	»	»	»	1
St-Andéol	267	»	»	»	»	»	»	»
St-Guillaume	368	»	»	»	»	1	»	1
St-Paul-les-Monestier	321	»	1	»	»	»	»	1
Treffort	257	»	»	»	»	1	»	1
TOTAUX	4520	»	3	»	»	4	»	7

CANTON DE LA MURE.

DÉSIGNATION des COMMUNES.	Population.	Garçons Crétinisme.	Garçons Goitre.	Garçons Goitre et crétinisme.	Filles Crétinisme.	Filles Goitre.	Filles Goitre et crétinisme.	TOTAL.
Cholonge	388	»	»	»	»	1	»	1
Cognet	108	»	1	»	»	1	»	2
Mayres	220	»	»	»	»	1	»	1
A reporter	716	»	1	»	»	3	»	4

CANTON DE LA MURE (*Suite*).

DÉSIGNATION des COMMUNES.	Population.	GARÇONS ATTEINTS de			FILLES ATTEINTES de			TOTAL.
		Crétinisme.	Goître.	Goître et crétinisme.	Crétinisme.	Goître.	Goître et crétinisme.	
Report....	716	»	1	»	»	3	»	4
Marcieu............	342	»	»	»	»	1	»	1
Monteynard.........	432	1	»	»	»	1	»	2
La Motte-d'Aveillans.	1533	1	1	»	»	1	»	3
La Motte-St-Martin..	735	»	1	»	»	2	»	3
La Mure............	3601	»	2	»	»	4	»	6
Nantes.............	629	»	»	»	»	1	»	1
Pierre-Châtel........	1148	»	1	»	»	3	»	4
Ponsonnas..........	187	»	»	»	»	1	»	1
Prunières...........	337	»	»	»	»	2	»	2
Savel..............	94	»	»	»	»	»	»	»
Sousville...........	125	»	»	1	»	1	»	2
St-Arey............	180	»	»	»	»	2	»	2
St-Honoré..........	687	»	»	»	»	1	»	1
St-Théoffrey........	447	»	»	»	»	2	»	2
Vaulx..............	950	»	»	»	1	2	»	3
Villard-St-Christophe	504	1	1	»	»	3	»	5
TOTAUX.....	13178	3	7	1	1	30	»	42

CANTON DE VIF.

DÉSIGNATION des COMMUNES.	Population.	Garçons Crétinisme.	Garçons Goître.	Garçons Goître et crétinisme.	Filles Crétinisme.	Filles Goître.	Filles Goître et crétinisme.	TOTAL.
Allières............	679	»	1	»	»	1	»	2
Vif................	2417	»	1	»	»	2	»	3
Claix..............	2026	»	1	»	»	3	»	4
Cluze-et-Pâquier....	770	»	»	1	1	1	»	3
Le Gua............	1004	»	1	»	1	2	»	4
St-Paul-de-Varces...	613	»	»	»	»	1	»	1
Varces.............	738	»	1	»	1	1	»	3
TOTAUX.....	8247	»	5	1	3	11	»	20

CANTON DU TOUVET.

DÉSIGNATION des COMMUNES.	Population.	Garçons Crétinisme.	Garçons Goître.	Garçons Goître et crétinisme.	Filles Crétinisme.	Filles Goître.	Filles Goître et crétinisme.	TOTAL.
Barraux............	1378	»	1	»	»	»	»	1
La Buissière........	744	»	»	1	»	»	»	1
A reporter....	2122	»	1	1	»	»	»	2

CANTON DU TOUVET (*Suite*).

DÉSIGNATION des COMMUNES.	Population.	GARÇONS ATTEINTS de			FILLES ATTEINTES de			TOTAL.
		Créti-nisme.	Goître.	Goître et créti-nisme.	Créti-nisme.	Goître.	Goître et créti-nisme.	
Report....	2122	»	1	1	»	»	»	2
Chapareillan........	2438	»	»	1	»	1	»	2
Crolles.............	1439	»	»	»	»	1	»	1
La Flachère.........	338	»	»	»	»	»	»	»
Lumbin.............	644	»	»	»	»	»	1	1
Montalieu...........	382	»	»	»	»	»	»	»
St-Bernard..........	530	»	»	»	»	»	»	»
St-Hilaire...........	390	»	»	»	»	»	»	»
St-Marcel...........	217	»	»	»	»	»	»	»
Ste-Marie-d'Alloix...	342	»	»	»	»	»	»	»
St-Pancrace.........	260	»	»	»	»	»	»	»
St-Vincent..........	582	»	»	»	»	»	»	»
La Terrasse.........	1219	»	»	»	»	1	»	1
Le Touvet..........	1625	»	1	2	»	»	»	3
TOTAUX.....	12528	»	2	4	»	3	1	10

CANTON DE VOIRON.

DÉSIGNATION des COMMUNES.	Population.	Garçons: Crétinisme.	Garçons: Goître.	Garçons: Goître et crétinisme.	Filles: Crétinisme.	Filles: Goître.	Filles: Goître et crétinisme.	TOTAL.
La Buisse...........	1175	»	»	»	»	»	»	»
Chirens.............	1711	»	»	»	»	2	»	2
Coublevie...........	1310	»	»	»	»	1	»	1
Pommier...........	584	»	»	»	»	»	»	»
St-Aupre............	1007	»	»	»	»	»	»	»
St-Etienne-de-Crossey	1435	»	»	»	»	»	»	»
Voiron..............	9579	»	1	»	»	2	»	3
Voreppe...........	2887	»	»	»	»	1	»	1
TOTAUX.....	19688	»	1	»	»	6	»	7

RÉSUMÉ DES CANTONS.

ARRONDISSEMENT DE GRENOBLE.

DÉSIGNATION des CANTONS.	Population.	GARÇONS ATTEINTS de			FILLES ATTEINTES de			TOTAL.
		Crétinisme.	Goitre.	Goitre et crétinisme.	Crétinisme.	Goitre.	Goitre et crétinisme.	
Allevard...........	8610	13	51	12	6	110	13	205
Goncelin............	11570	3	32	7	2	42	14	100
Domène............	9499	25	50	4	18	114	8	219
Valbonnais..........	5577	20	65	23	8	74	13	203
Vizille..............	13359	14	88	10	22	102	15	251
Villard-de-Lans......	5550	7	4	3	4	7	»	25
Sassenage.........	7430	4	38	6	4	63	4	119
Bourg-d'Oisans......	14707	13	73	6	3	127	5	227
Clelles..............	3970	1	4	»	»	5	»	10
Corps...............	5440	8	16	2	2	28	»	56
Grenoble (sud-est)...	4763	1	3	1	»	»	1	6
Grenoble (est)......	7695	»	»	»	»	»	»	»
Grenoble (nord)....	16050	»	12	1	1	16	1	31
St-Laurent-du-Pont..	10620	2	3	»	»	2	»	7
Mens...............	6778	»	»	»	»	6	»	6
Monest.-de-Clermont.	4520	»	3	»	»	4	»	7
La Mure............	13178	3	7	1	1	30	»	42
Vif.................	8247	»	5	1	3	11	»	20
Touvet.............	12528	»	2	4	»	3	1	10
Voiron.............	19688	»	1	[illegible]	»	6	»	7
TOTAUX.....	189879	114	457	81	74	750	75	1551

4343. — Grenoble Imp. Allier

www.ingramcontent.com/pod-product-compliance
Lightning Source LLC
LaVergne TN
LVHW020025170826
845678LV00001B/117